LA
VARIOLE

PAR

Le Dr F. De GRANDMAISON

Ancien interne des Hôpitaux

PARIS

RUEFF ET Cie, ÉDITEURS

106, BOULEVARD SAINT-GERMAIN, 106

BIBLIOTHÈQUE MÉDICALE

FONDÉE PAR MM.

J.-M. CHARCOT et G.-M. DEBOVE

DIRIGÉE PAR M.

G.-M. DEBOVE

Membre de l'Académie de médecine,
Professeur à la Faculté de médecine de Paris,
Médecin de l'hôpital Andral.

BIBLIOTHÈQUE MÉDICALE CHARCOT-DEBOVE

VOLUMES PARUS DANS LA COLLECTION

V. Hanot. LA CIRRHOSE HYPERTROPHIQUE AVEC ICTÈRE CHRONIQUE.

G.-M. Debove et Courtois-Suffit. TRAITEMENT DES PLEURÉSIES PURULENTES.

J. Comby. LE RACHITISME.

Ch. Talamon. APPENDICITE ET PÉRITYPHLITE.

G.-M. Debove et Rémond (de Metz). LAVAGE DE L'ESTOMAC.

J. Seglas. DES TROUBLES DU LANGAGE CHEZ LES ALIÉNÉS.

A. Sallard. LES AMYGDALITES AIGUËS.

L. Dreyfus-Brissac et I. Bruhl. PHTISIE AIGUË.

P. Sollier. LES TROUBLES DE LA MÉMOIRE.

De Sinety. DE LA STÉRILITÉ CHEZ LA FEMME ET DE SON TRAITEMENT.

G.-M. Debove et J. Renault. ULCÈRE DE L'ESTOMAC.

G. Daremberg. TRAITEMENT DE LA PHTISIE PULMONAIRE. 2 vol.

Ch. Luzet. LA CHLOROSE.

E. Mosny. BRONCHO-PNEUMONIE.

A. Mathieu. NEURASTHÉNIE.

N. Gamaleïa. LES POISONS BACTÉRIENS.

H. Bourges. LA DIPHTÉRIE.

Paul Blocq. LES TROUBLES DE LA MARCHE DANS LES MALADIES NERVEUSES.

P. Yvon. NOTIONS DE PHARMACIE NÉCESSAIRES AU MÉDECIN. 2 vol.

L. Galliard. LE PNEUMOTHORAX.

E. Trouessart. LA THÉRAPEUTIQUE ANTISEPTIQUE.

Juhel-Rénoy. TRAITEMENT DE LA FIÈVRE TYPHOÏDE.

J. Gasser. LES CAUSES DE LA FIÈVRE TYPHOÏDE.

G. Patein. LES PURGATIFS.

A. Auvard et E. Caubet. ANESTHÉSIE CHIRURGICALE ET OBSTÉTRICALE.

L. Catrin. LE PALUDISME CHRONIQUE.

Labadie-Lagrave. PATHOGÉNIE ET TRAITEMENT DES NÉPHRITES ET DU MAL DE BRIGHT.

E. Ozenne. LES HÉMORROÏDES.

Pierre Janet. ÉTAT MENTAL DES HYSTÉRIQUES. — LES STIGMATES MENTAUX.

H. Luc. LES NÉVROPATHIES LARYNGÉES.

R. du Castel. TUBERCULOSES CUTANÉES

J. Comby. LES OREILLONS.

Chambard. LES MORPHINOMANES.

J. Arnould. LA DÉSINFECTION PUBLIQUE.

Achalme. ÉRYSIPÈLE.

P. Boulloche. LES ANGINES A FAUSSES MEMBRANES.

E. Lecorché. TRAITEMENT DU DIABÈTE SUCRÉ.

Barbier. LA ROUGEOLE.

M. Boulay. PNEUMONIE LOBAIRE AIGUË 2 vol.

A. Sallard. HYPERTROPHIE DES AMYGDALES.

Richardière. LA COQUELUCHE.

G. André. HYPERTROPHIE DU CŒUR.

E. Barié. BRUITS DE SOUFFLE ET BRUITS DE GALOP.

L. Galliard. LE CHOLÉRA.

Polin et Labit. HYGIÈNE ALIMENTAIRE.

Boiffin. TUMEURS FIBREUSES DE L'UTÉRUS.

E. Rondot. LE RÉGIME LACTÉ.

Ménard. COXALGIE TUBERCULEUSE.

F. Verchère. LA BLENNORRHAGIE CHEZ LA FEMME. 2 vol.

F. Legueu. CHIRURGIE DU REIN ET DE L'URETÈRE.

P. de Molènes. TRAITEMENT DES AFFECTIONS DE LA PEAU. 2 vol.

Ch. Monod et F. Jayle. CANCER DU SEIN.

P. Mauclaire. OSTÉOMYÉLITES DE LA CROISSANCE.

Blache. CLINIQUE ET THÉRAPEUTIQUE INFANTILES. 2 vol.

A. Reverdin (de Genève). ANTISEPS.E et ASEPSIE CHIRURGICALES.

Louis Beurnier. LES VARICES.

G. André. L'INSUFFISANCE MITRALE

P. Bonnier. VERTIGE.

J.-B. Duplaix. DES ANÉVRYSMES.

De Grandmaison. LA VARIOLE.

POUR PARAITRE PROCHAINEMENT

Legrain. MICROSCOPIE CLINIQUE.

H. Gillet. RYTHMES DES BRUITS DU CŒUR (physiologie et pathologie).

G. Martin. MYOPIE, HYPEROPIE, ASTIGMATISME.

Garnier. CHIMIE MÉDICALE. 2 vol.

A. Courtade. ANATOMIE, PHYSIOLOGIE ET SÉMÉIOLOGIE DE L'OREILLE.

Robin. RUPTURES DU CŒUR.

A. Martha. DES ENDOCARDITES AIGUËS.

Pierre Achalme. IMMUNITÉ.

Paul Rodet et C. Paul. TRAITEMENT DU LYMPHATISME.

Guermonprez (de Lille) et Bécue (de Cassel). ACTINOMYCOSE.

J. Comby. L'EMPYÈME PULSATILE.

Ferrand. LE LANGAGE, LA PAROLE ET LES APHASIES.

Lecorché. TRAITEMENT DE LA GOUTTE.

J. Arnould. LA STÉRILISATION ALIMENTAIRE.

E. Périer. HYGIÈNE ALIMENTAIRE DES ENFANTS.

J. Garel. RHINOSCOPIE

Chaque volume se vend séparément. Relié : 3 fr. 50

LA VARIOLE

I. — HISTORIQUE

De l'aveu de tous les historiens médicaux, il est impossible de préciser exactement les origines de la variole. Elle paraît avoir pris naissance en Asie, où elle sévit depuis plus de trois mille ans, d'après l'historien anglais Hoolwell; elle aurait été inconnue des Grecs et des Romains. Cependant M. Faliu[1] prétend que « la petite vérole est aussi vieille que le monde » et, d'après lui, s'il n'en est pas fait mention dans les œuvres d'Hippocrate, c'est que le médecin grec s'attachait surtout à l'étude des fièvres et considérait les éruptions comme des symptômes accessoires. Cet auteur est seul de son avis; M. Levillain[2], en effet, dans son « étude sur l'histoire des fièvres éruptives avant le xviie siècle », se rallie à l'opinion générale tout en admettant que la maladie aurait pénétré en Europe avant le vie siècle.

1. De l'âge et de l'origine de la variole dans le monde. 1882.
2. Th. de Paris, 1884.

Dans le *Medical-chirurgical Journal*, de Liverpool (janvier 1893), M. Robert Areter a fait paraître une étude intéressante sur l'historique de la variole : elle aurait fait son apparition en Chine, l'an 1122 avant Jésus-Christ ; aux Indes elle existerait depuis la plus haute antiquité ; enfin les descriptions de Marius, évêque d'Avranches, et de Grégoire de Tours se rapporteraient à une épidémie de peste à bubons et non pas de variole.

La version la plus universellement admise est que de l'Arabie les Sarrasins ont transporté la variole en Espagne, à Naples, puis en France ; en 569, au siège de la Mecque, elle décimait les belligérants ; c'est seulement en 580 qu'elle aurait envahi la Gaule.

Il faut arriver jusqu'à cette époque pour recueillir des documents précis sur la petite vérole. En 580, Marius, évêque d'Avranches, emploie le premier l'expression *variola* pour désigner une fièvre éruptive, qui frappait l'Europe occidentale.

Grégoire de Tours paraît décrire une éruption variolique, quand en 582 il nous expose le cas de la fille du comte Ebroïn « couverte de vésicules, de telle sorte que ni les mains ni la plante des pieds, ni aucune partie du corps n'étaient restées libres ; les yeux même étaient couverts[1] ». Le même auteur croit à la contagion de la variole, puisqu'il nous raconte qu'un jeune homme de Paris, marchand d'habits, contamina à Tours plusieurs personnes. Ses connaissances thérapeutiques n'ont pas la même précision ; atteint par le fléau en même temps

---

1. LEVILLAIN. (*Loc. cit.*).

que son fidèle clerc Armentarius, il dédaigne les secours de la science humaine et attribue à la toute-puissante intervention de Saint-Martin sa guérison et celle de son compagnon d'infortune.

Ces renseignements sont les seuls qu'on rencontre jusqu'au ix⁰ siècle; mais à cette époque un médecin arabe, Rhazès, de son vrai nom Abu-Becker-Mohammed, publia sur la variole des travaux de réelle valeur. Trois symptômes importants furent par lui mis en relief : la *douleur dorsale* ou *rachialgie*, la *fièvre d'invasion*, enfin l'*époque de l'éruption*, au troisième jour qui suit l'apparition de la fièvre. Les caractères du processus éruptif, les diverses formes qu'il peut revêtir, ont échappé à son observation.

A la fin du x⁰ siècle, Avicenne (980) pose le principe de la contagion variolique; mais pas plus que Rhazès, il ne comprend les modalités de l'éruption pustuleuse.

Au xi⁰ siècle, Constantin l'Africain s'attache à l'étude de la pustule variolique et le premier nous fournit une description assez exacte de ses caractères objectifs. Dès lors la science se tait, les Croisades mettent en mouvement une foule de chrétiens et d'infidèles; tous, ils contribuent à étendre les ravages de la variole, mais aucun ne laisse un travail, une note, et c'est seulement avec la Renaissance que, reprenant leurs études, les médecins nous offrent de nouveaux documents.

Au xvi⁰ siècle, Fracastor donne une bonne description des pustules, établit que leurs croûtes sont contagieuses et signale pour la première fois l'odeur *sui generis* que répand autour de lui le varioleux. Garcia Lopez et Forestus poussent encore plus loin leurs observations; ils distinguent des varioles graves, qu'ils appellent *noires, confluentes, verdâtres*.

Dans tous les travaux que nous venons de parcourir, nous ne trouvons que des détails isolés, des études imparfaites; toutes ces recherches ne constituent pas un corps doctrinal, il nous manque une étude d'ensemble sur la variole : ce sera l'œuvre des médecins du xviie et du xviiie siècle et particulièrement de Sydenham, Morton et Borsieri.

Sydenham (1624-1689) reconnaît deux formes de variole : 1° la variole régulière, normale, légitime, pure, vraie; 2° la variole irrégulière, fausse bâtarde, adultérine. Dans l'évolution de la pustule, il distingue deux phases : le temps de la *séparation*, le bouton varioleux se développe, sort, s'ombilique; le temps de l'*expulsion*, il suppure, se dessèche et desquame. Trois points fixent encore l'attention de cet observateur : le *ptyalisme*; la *fièvre d'invasion* qui cesse brusquement quand paraît l'éruption; enfin la *confluence* des pustules au niveau du visage, dans certaines formes graves.

Tels sont les points saillants de l'œuvre de Sydenham; elle fut complétée par les travaux de Morton, que les auteurs du Compendium de médecine jugent plus importants. C'est par Morton (1737) que fut signalée pour la première fois l'angine varioleuse; par lui fut fixée la durée de la période d'invasion. Elle ne doit pas dépasser trois jours pour que la variole soit normale; en dehors de ces limites, elle est grave; *quod circa quantum à spatio trium dierum hoc statium ultrà citram deflec-*

tit, tantum morbus malignitatem suam prodit[1]. Il est plus précis encore que Sydenham quand il décrit l'évolution des pustules depuis leur apparition jusqu'à leur maturité ; il insiste sur la gravité de la diarrhée et, le premier, donne une description claire de la *variole confluente*, qu'il appelle *variole érysipélateuse*. On la reconnaît sans peine quand il dépeint, évoluant sur les téguments, rougis et tuméfiés, une foule de petites pustules qui arrivent d'autant plus mal à maturité qu'elles sont plus nombreuses.

Ces études, laissées par Sydenham et Morton, sont aujourd'hui classiques, ce sont encore des modèles de description clinique ; elles témoignent de l'observation judicieuse de leurs auteurs, qui assistèrent à de terribles épidémies. Au xviiie siècle, tout particulièrement, chaque classe de la société payait à la variole un large tribut, si bien que Borsieri put écrire : « Chacun doit la subir au moins une fois, si toutefois on ne l'a contractée dans le sein de sa mère et personne n'ignore actuellement la nature et la gravité du mal[2] ».

Saint-Simon, qui cependant n'était pas médecin, raconte dans ses mémoires combien étaient graves les atteintes de la variole, dont il fut lui-même frappé. D'ailleurs elle ne respectait pas les têtes couronnées, Louis XV, malgré une première atteinte dans son enfance, mourut à soixante-quatre ans d'une variole hémorrhagique. Plus près de nous, pendant la grande révolution, des tribuns célèbres,

1. *De apparatu* (Cit. des compendium de méd.).
2. Instituts de médecine pratique.

tels que Danton, Mirabeau, étaient marqués de la
petite vérole.

En face de ces ravages, nous comprenons l'auda-
cieux courage de Lady Wortlay Montague, qui faisait inoculer la variole à ses propres enfants (1721),
pour les préserver d'une atteinte ultérieure ; mais
nous admirons surtout la découverte de l'immortel
Jenner qui, en 1798, trouva dans la vaccine un traitement préventif assuré. La vaccination n'entra
cependant pas sans difficulté dans la pratique médicale courante puisqu'en 1817 Borsieri préconisait
encore les bienfaits de l'inoculation variolique.

Peu à peu cependant la vaccination jennérienne
se répand et arrête l'extension de la variole : dès
lors les études d'ensemble se font plus rares et les
opuscules traitant de détails cliniques et anatomo-
pathologiques se multiplient. Nous entendrons
bien encore Trousseau, avec son éloquence si com-
municative, retracer de la maladie des tableaux
émouvants ; nous verrons bien Requin, Rilliet et
Barthez, Grisolle, Monneret et Fleury discuter,
critiquer, reprendre les travaux de leurs devanciers ; mais c'est tout, et, à part les articles de vul-
garisation publiés dans les traités de médecine,
dans les dictionnaires, nous constatons que les
médecins s'attachent surtout à l'étude des détails [1]

Cette période toute contemporaine dans l'historique de la variole n'est pas la moins intéressante ;
elle se lie aux progrès de l'hygiène, de l'anatomie
pathologique et de la bactériologie ; par suite elle

---

1. Consultez les *Dictionnaires* et l'article *Variole* de Louis
GUINON dans le *Traité de médecine.*

nous fournit sur la question de nouveaux et précieux documents; chemin faisant, nous les signalerons au lecteur, pour ne pas allonger ce chapitre d'une énumération longue et fastidieuse.

II. — ÉTIOLOGIE

L'agent producteur de la variole nous est inconnu; nous sommes cependant autorisés à dire que cette fièvre éruptive est une maladie infectieuse au même titre que le charbon et la tuberculose : dans son inoculabilité, dans son évolution clinique, dans l'immunité qu'elle confère par une première atteinte, nous trouvons des preuves indéniables de sa nature. Ici donc, comme dans toutes les autres infections déjà connues, deux facteurs étiologiques sont à considérer : 1° le *germe variolique* ou *poison morbide*; 2° le *terrain* auquel il s'attaque, la *réceptivité* de l'organisme.

1° *Le poison morbide.* — Malgré l'essor pris dans ces dernières années par la bactériologie, nous ignorons encore quel est le microbe de la variole, tout en ayant acquis des notions précises sur ses moyens de contage. Il est, en effet, de notion déjà ancienne que les vésico-pustules cutanées sont les véhicules du germe variolique. A toutes les périodes de leur évolution elles peuvent le transmettre; M. Lancereaux[1] a constaté la contagion au deuxième jour de l'éruption; jadis, quand

1. *Bull. de l'Acad. de méd.*, 1885.

on pratiquait l'inoculation préventive, on se servait du pus ou de la sérosité contenus dans les boutons; mais les agents les plus sûrs de la transmission sont les *croûtes varioleuses*. Le varioleux déjà guéri, qui desquame, est donc l'intermédiaire habituel de la contagion; comme l'a dit M. Brouardel[1], ce sont ses croûtes qui sèment la variole. Ses vêtements, sa literie, son linge, tout ce qu'il touche devient un moyen de diffusion, tant qu'une désinfection rigoureuse n'a pas été faite; ainsi s'expliquent, dans les localités encore indemnes, les épidémies causées par la venue d'un convalescent incomplètement dépouillé de ses squames.

Les sécrétions n'ont pas la même puissance de contagion. Bien que, d'après Zuelzer[2], le sang soit infectieux chez les malades atteints de variole, ce liquide n'est pas un agent habituel de transmission du poison morbide.

Pour être contaminé, un individu sain doit subir le contact du *virus variolique*; mais il n'est pas nécessaire qu'il le recueille directement d'un varioleux; un intermédiaire peut le lui apporter. Suivant le cas, on dit que la *contagion* est *directe* ou *indirecte*.

La *contagion indirecte* se fait le plus habituellement par l'entremise des personnes qui donnent leurs soins aux varioleux ou même de celles qui les approchent momentanément; tels sont les médecins, les infirmiers; un simple visiteur peut remplir le même office. M. Lemarinier[3] raconte com-

1. Soc. méd. des hôp., 1870.
2. *Centralbl. für klin Med.*, 1875.
3. Th. Paris, 1888.

ment, dans une épidémie intérieure qui sévissait à l'hôpital de Saint-Denis, des gens de service transmirent la variole à l'interne en pharmacie et à la cuisinière, qui n'avaient eu cependant aucun rapport avec les malades. L'exemple suivant rapporté par M. Dujardin-Beaumetz[1] n'est pas moins curieux : en 1887 l'usine à gaz de la Villette fut contagionnée par deux bateaux flûtes venant de Montluçon et ayant à bord trois varioleux en période de desquamation. Ce mode de contamination est si fréquent que, pendant l'Exposition de 1889, sur l'initiative de M. Proust[2], le conseil d'hygiène exigea la revaccination de tous les nomades, marchands forains, baladins et saltimbanques qui arrivèrent à Paris.

Les objets qui ont servi aux varioleux suffisent, avons-nous dit, à transmettre le mal. Ainsi, en 1880, la rue Jean-de-Beauvais fut infectée par les poussières que soulevait et répandait autour de lui un industriel, qui battait des matelas ayant servi à des varioleux soignés à l'Hotel-Dieu[3]. M. Gibert[4] nous donne du même fait une preuve des plus éclatantes par le récit suivant : en 1876, à Marseille, la variole sévissait avec une intensité toute particulière sur les blanchisseurs et leurs familles, sur les chiffonniers ; on finit par découvrir que les linges et les vêtements non désinfectés avaient été les agents de la contagion. Cette observation est d'autant plus probante que, la même année, à New-York, M. Lewis signalait dans une fabrique de papier une épidémie

1. *Rev. d'hyg.*, 1888.
2. Conseil d'hyg., 1889.
3. LEMARINIER (*Loc. cit.*).
4. *Marseille-Médical*, 1880.

également importée par de vieux chiffons. Au même titre que les chiffons, les vêtements et les linges, un appartement, une voiture, une lettre même peuvent devenir des sources de contamination.

L'air lui-même a été considéré comme un agent de transmission du poison morbide. Il n'est pas douteux que les poussières soulevées par le nettoyage d'une salle de varioleux soient quelquefois transportées dans une pièce voisine, dans un corps de bâtiment rapproché ; mais jusqu'à quelle distance l'air emporte-t-il ces germes contagieux? D'après M. Léon Colin[1], ils ne seraient pas transportés à plus de 100 mètres de leur foyer d'origine ; selon M. Tripe[2], au contraire, ils se trouveraient entraînés beaucoup plus loin ; c'est ainsi qu'autour de l'hôpital des varioleux de Homerton la variole s'étendait à plus de 805 mètres ; il est permis de supposer, dans ce cas particulier, qu'en dehors de l'air d'autres agents ont servi à l'extension du mal. M. Créquy[3], en 1887, a rapporté un fait qui parut tout d'abord confirmer le rôle important de l'air comme agent de transport des germes morbides. L'hôpital d'Aubervilliers était habité depuis deux mois et à 250 mètres de cet établissement se trouvait l'usine à gaz de la Villette, où 14 ouvriers furent atteints par la variole. La consigne sévère, qui réglementait les sorties du personnel hospitalier, permettait d'affirmer que ces ouvriers n'avaient

1. La variole au point de vue épidémiologique et prophylactique, 1873.
2. *Sem. méd.* 1885.
3. Acad. de méd. 1887.

pas été directement contaminés; il semblait donc logique d'attribuer cette épidémie à la transmission de la variole par l'air et l'interprétation était d'autant plus vraisemblable que les ouvriers atteints furent ceux qui travaillaient dans les fourneaux les plus rapprochés de l'hôpital. M. Dujardin-Beaumetz fut chargé par le conseil d'hygiène de rechercher la cause de cette contamination indiscutable; il la trouva dans les deux fameux bateaux flûtes venus de Montluçon et la question du rôle de l'air ne put pas encore être définitivement tranchée.

Il ne suffit pas que le germe-contage soit transmis à un individu sain pour lui donner la variole, il faut encore qu'il s'introduise dans l'organisme; et les *voies de pénétration* sont multiples.

L'introduction du virus par le revêtement cutané n'est pas à discuter : quand les inoculateurs pratiquaient la variolisation préventive, le développement de varioles graves, mortelles même, était souvent le résultat de leurs opérations. C'est une preuve que la peau peut ouvrir la route à l'infection; il n'est pas nécessaire que la porte d'entrée soit largement ouverte; une excoriation, une simple écorchure, suffisent à recevoir le virus, qui dans les lymphatiques sous-cutanés trouve de larges voies de propagation.

Zuelzer[1], dans ses recherches sur l'étiologie de la variole, publie les résultats de ses expériences sur le singe et confirme ce que nous venons de dire. Selon lui, les voies digestives seraient des

---

1. *Loc. cit.*

portes d'entrée exceptionnelles; par contre, l'infection par les voies aériennes serait fréquente; des parcelles de croûtes varioleuses pénétreraient alors facilement à travers l'épithélium respiratoire altéré ou simplement irrité et de là le poison morbide envahirait facilement l'organisme par les voies lymphatique ou sanguine.

2° *La réceptivité.* — A tout *âge* l'homme peut contracter la variole. Si aujourd'hui les *enfants* sont moins atteints, il faut l'attribuer à l'extension que prend de jour en jour la vaccination; mais il fut un temps où la population infantile était très éprouvée. En 1870, M. Constantin Paul[1] a pu établir la proportion suivante : sur 100 varioleux, 70 étaient des enfants ayant moins de dix ans, et, parmi eux, 40 n'avaient pas encore atteint leur deuxième année. En 1888, M. Lamotte[2] fit l'histoire d'une épidémie qui s'abattit sur un village de l'Hérault, les Matlettes, comptant 400 habitants : 36 furent malades, dont 14 enfants; 9 moururent et parmi eux se trouvaient 7 petites victimes n'ayant pas dix ans. Grâce à la vaccination, les statistiques sont plus satisfaisantes; de nos jours, la variole frappe surtout l'*adulte* entre 20 et 30 ans, alors que l'immunité vaccinale est épuisée; elle respecte généralement la *vieillesse.*

Les *hommes* sont plus souvent atteints que les *femmes*; il n'en pouvait pas être autrement en 1870, puisque le fléau a dû sa diffusion au mouvement des armées; à l'heure actuelle, bien qu'elle sévisse

1. Soc. méd. des hôp., 1870.
2. Th. Montpellier, 1888.

très discrètement, c'est encore dans le sexe masculin que la variole fait le plus de victimes. Nous avons pu relever à l'hôpital d'Aubervilliers les chiffres suivants :

En 1887 ont été soignés 588 hommes, 411 femmes
1888   —   589   —   490
1889   —   383   —   323
1890   —   195   —   168
1891   —   125   —   117

Les hommes ont donc été plus touchés. En réalité le poison variolique ne rencontre chez eux une plus grande réceptivité qu'en raison des occupations professionnelles les mettant dans des conditions plus propices à la contagion. C'est pour les mêmes raisons que les ouvriers, les manœuvres, les gens des classes pauvres, offrent plus de prise au mal; ils n'ont pas à leur disposition les ressources prophylactiques de la classe aisée, et surtout ils vivent dans des logements insalubres et au milieu d'agglomérations humaines, toutes circonstances qui favorisent leur contamination.

Les *races* n'offrent pas toutes vis-à-vis de la variole une égale réceptivité. Les nègres ont toujours été très éprouvés par elle et la race jaune lui paye un large tribut en Chine et au Japon; ces peuples sont moins éprouvés d'ailleurs, depuis qu'ils commencent à se faire vacciner. Les localités, envahies pour la première fois par le poison morbide, paraissent exalter sa virulence et sont la proie d'épidémies plus meurtrières; cette opinion se trouve justifiée par les observations suivantes. Les popu-

lations indigènes de l'Amérique furent en partie
décimées par la variole que leur apporta Christophe
Colomb en découvrant le Nouveau Monde. L'histoire des Esquimaux, qui moururent tous de la
variole en 1881, est encore, à ce point de vue, très
intéressante. Ils partirent huit du Labrador, débar-
quèrent à Hambourg le 25 septembre 1880 et, du
18 octobre au 11 décembre, séjournèrent à Berlin,
Prague, Francfort, Darmstadt[1]. Jamais ils n'avaient
été vaccinés, jamais ils n'avaient été en contact
avec des varioleux. La variole sévissait alors à
Prague; du 14 au 31 décembre, trois la contrac-
tèrent et moururent; les cinq autres arrivèrent à
Paris au commencement de janvier 1881. Ils étaient
en état d'incubation, ils eurent des varioles graves
et finirent par succomber à l'hôpital Saint-Louis,
dans le service de M. Landrieux[2].

Dans son étude sur « la variole à l'île de la
Réunion », M. Mazaé-Azéma[3] nous confirme que
le vaccin transforme complètement l'étiologie de
là maladie : en 1852, un douzième de la population
de l'île fut décimé par une épidémie; en 1869, la
marche envahissante du fléau fut complètement
enrayée par la vaccination.

L'état pathologique antérieur des malades joue
encore un certain rôle étiologique. En 1870, quand
elle frappait nos soldats, la variole s'attaquait surtout aux moins robustes, les gardes mobiles[4]; d'un.

---

1. COLIN (Léon), *Rev. d'hyg.*, 1881.
2. *Union méd.*, 1881.
3. Th. Paris, 1893.
4. COLIN (Léon). — La variole au point de vue épidémiologique et prophylactique, 1873.

autre côté, les maladies chroniques du foie et des reins, d'après L. H. Petit[1], prédisposeraient aux formes graves de la variole et plus spécialement aux formes hémorrhagiques. Les maladies aiguës, au contraire, arrêteraient son éclosion et son développement.

L'alcoolisme et la grossesse, cependant, jouent un rôle étiologique important dans l'évolution de la variole; l'organisme, dans ces circonstances, est moins résistant et la maladie revêt presque toujours un caractère spécial de malignité.

Toutes les causes que nous venons de passer en revue dépendent exclusivement du malade; nous devons maintenant énumérer quelques facteurs suceptibles de modifier, dans une mesure plus ou moins large, notre réceptivité vis-à-vis du germe variolique.

Depuis longtemps on a remarqué que, pendant la mauvaise saison, les cas de variole sont plus nombreux, ainsi, en 1870, M. C. Paul a donné la statistique suivante pour cent cas de variole[2] :

Hiver.	30,27
Printemps	27,42
Été.	10,42
Automne.	22,02
	100,00

M. Lemarinier[3] fait observer que pendant la

1. Etiologie et pathogénie de la variole hémorrhagique. *Un. méd.* 1882.
2. *Loc. cit.*
3. *Loc. cit.*

saison pluvieuse, la variole a moins de tendance à s'étendre qu'au moment des grands froids, où l'air des appartements est moins souvent renouvelé.

Les grandes agglomérations favorisent l'extension de la maladie; aussi s'observe-t-elle plus souvent dans les grandes villes que dans les campagnes, où elle est en revanche plus meurtrière. Dans les grands centres, la variole sévit en tout temps, c'est le cas de Paris, elle y est *endémique*; mais elle peut donner naissance à de petites *épidémies* dans un quartier, dans une région; dans les petites localités, au contraire, elle ne fait que de rares apparitions, elle y est exclusivement *épidémique*.

III. — NATURE DE LA VARIOLE

1° Recherces bactériologiques.

Avec l'extension rapide des études bactériologiques, nous avons eu un moment l'illusion que toutes les maladies infectieuses allaient être classées en catégories bien définies, grâce aux microbes pathogènes. Dans un moment d'enthousiasme, louable sans doute, mais irréfléchi, des auteurs ont pu décrire le microbe de la variole; aujourd'hui, après dix ans d'efforts et de recherches, nous ne sommes pas plus avancés qu'au premier jour : *L'agent pathogène de la variole est inconnu.* Cette étude bactériologique se bornera donc à une énumération rapide des principales recherches entreprises.

Le premier, Weigert, en faisant des coupes de

pustules varioliques, y colora au moyen de l'héma-
toxylène des colonies de petits cocci ronds, disséminés au milieu des cellules altérées du corps
muqueux de Malpighi; il crut un moment qu'il se
trouvait en présence de l'agent pathogène de la
variole, mais ne tarda pas à reconnaître qu'il avait
coloré de vulgaires microbes de la suppuration.

En 1886, deux auteurs Italiens, de Renzi et
Marotta[1], crurent reconnaître dans les vésico-pustules des microcoques réunis en zooglées, se colo-
rant par le violet de gentiane et cultivant très bien
sur les milieux usuels : avec leurs cultures ils ino-
culèrent neuf pigeons et crurent voir la variole se
développer chez six d'entre eux. Ces résultats
étaient d'emblée trop beaux pour être exacts; d'ailleurs l'isolement qui s'est fait autour des travaux
de ces deux bactériologistes prouve qu'une cause
d'erreur a dû se glisser dans leurs recherches.

Guttmann, en 1887[2], retrouva dans le contenu
liquide des boutons varioleux des staphylocoques
dorés, mais il ne put arriver à trouver un microbe
susceptible de reproduire la variole.

La même année, Loeff[3] décrivit dans les pustules
vaccinales des corpuscules ronds appartenant à la
famille des protozoaires; il les rangea dans la classe
des sporozoaires. Malheureusement, à quelque
temps de là, Pfeiffer[4] retrouva dans les bulles du
zona des spores analogues, qui n'avaient rien de
pathognomonique et furent impuissantes à repro-

---

1. *Rivista clinical therapica*, 1886.
2. *Arch. für patologisch. anat. und phys.*
3. *Monatsch. für prakt. dermatol.*, 1887.
4.   Id.   1887.

duire aussi bien le zona que la variole. Le coccus décrit en 1889 par M. Sicard[1] n'a pas fourni de résultats plus satisfaisants.

Si les bactériologistes n'ont pas découvert l'agent producteur de la variole dans le liquide des pustules, ils y ont trouvé des microbes vulgaires, — tels ceux de la suppuration, — qui par leur présence sont susceptibles de modifier l'évolution de la maladie. C'est peut-être en effet dans la variole que les infections secondaires jouent le rôle le plus important; c'est ainsi que les vésico-pustules, au moment de leur suppuration, sont envahies par de nombreux microbes pyogènes au nombre desquels se rencontre avec le plus de fréquence le staphylocoque doré.

Le streptocoque, dont la sphère d'action s'agrandit chaque jour, se retrouve non seulement dans les pustules, mais encore dans les viscères et tout récemment, M. Le Dantec[2] (de Bordeaux) a fait parvenir à la Société médicale des hôpitaux une note sur l'action probable de cet organisme dans l'infection variolique. Il émet les conclusions suivantes :

1º Dans la variole, la mort semble due le plus souvent à la généralisation du streptocoque dans tout l'organisme;

2º Le streptocoque se trouve dans les viscères quelquefois à l'état pur, quelquefois associé avec quelques colonies d'autres microbes, le plus souvent le staphylocoque blanc;

1. Congrès d'hygiène et de démographie. Paris, 1889.
2. 16 juin 1890.

3° Sous l'influence de la variole, le streptocoque acquiert une grande virulence;

4° La variole, quelque légère qu'elle soit, sera toujours très grave, si elle évolue sur un terrain infecté par le streptocoque;

5° Comme traitement, il faut prévenir l'invasion de l'organisme par le streptocoque.

M. Auché (de Bordeaux)[1] a trouvé dans le sang et les viscères d'enfants mort-nés, mis au monde par des varioleuses, le streptocoque et se demande si, dans ces conditions, la mort du fœtus n'est pas plutôt le résultat d'une infection secondaire.

2° VACCINE ET VARIOLE.

Le silence de la bactériologie, en ce qui concerne l'étiologie de la variole, est d'autant plus regrettable que la question brûlante des rapports de la variole et de la vaccine demeure irrésolue; et pourtant c'est dans ce sens que doivent être dirigés les efforts des chercheurs qui veulent éclairer la pathogénie de la variole.

Lorsque le 14 mai 1796, Jenner découvrit la vaccine, il dut certainement penser qu'il y avait un rapport de cause à effet entre les infections variolique et vaccinale; il dut d'autant plus avoir cette pensée que sa première inoculation fut faite avec le liquide de vésico-pustules développées sur la main d'une vachère, qui s'était elle-même contaminée au pis d'une vache atteinte de cow-pox[2]. D'ail-

1. Soc. de biol., 4 déc. 1892.
2. Dictionn. encycl. des Sc. méd. — LONGUET, art. Vaccine.

leurs, à cette époque où la variole était si répandue, les épidémies de variole coïncidaient toujours avec des épidémies de cow-pox et de horse-pox.

La variole nous a-t-elle été transmise par les animaux? Le vaccin animal n'est-il qu'une variole humaine atténuée? Telles sont les deux questions qui, depuis près d'un siècle, font l'objet de nombreuses discussions.

La première est loin d'être résolue, elle ne le sera vraisemblablement pas avant que nous ayons les notions les plus précises sur l'agent pathogène de la variole; la seconde paraît se résoudre par l'affirmative, malgré qu'en France il se trouve encore aujourd'hui des hommes autorisés pour nier avec énergie l'existence du variolo-vaccin.

En 1839, Celly et Voigt soutinrent déjà que la variole et la vaccine étaient identiques. Voigt s'appuyait d'ailleurs sur une expérience très intéressante; après avoir plusieurs fois inoculé à des vaches la variole humaine, il finit par obtenir sur une d'entre elles, un bouton grisâtre qui n'avait que des relations très éloignées avec les pustules du vaccin, il inocula cependant son contenu à des veaux chez qui se développa la vaccine; dans de telles conditions, il semblait donc logique d'admettre que la variole humaine avait produit la vaccine animale.

En 1845, dans un travail très remarquable, M. Clérault[1], sous l'inspiration de son maître Reyer, reprit la théorie dualiste. Rassemblant les faits épars dans la littérature médicale et y ajou-

---

1. Th. de Paris, 1845.

tant des observations personnelles, il cherche à établir que la variole et la vaccine étaient deux maladies différentes, susceptibles de se modifier mutuellement, mais pouvant aussi évoluer, côte à côte, chez le même sujet.

La théorie dualiste est d'ailleurs restée chère aux médecins français; en 1865, la question des rapports de la variole et de la vaccine fut remise sur le tapis et sous la présidence de M. Chauveau, la Commission lyonnaise arriva aux conclusions suivantes qu'elle communiqua à l'Académie de médecine[1] :

1° La variole humaine s'inocule au bœuf et au cheval, avec la même certitude que la vaccine;

2° Les effets produits par les deux virus diffèrent absolument ;

3° La vaccine, inoculée isolément aux animaux des espèces bovine et chevaline, les préserve en général de la variole;

4° Cultivée méthodiquement sur les mêmes animaux, c'est-à-dire transmise du bœuf au cheval et du cheval au bœuf, la variole ne se rapproche pas de l'éruption vaccinale.

. Comme corollaire indispensable de ses conclusions, la Commission lyonnaise établit qu'il était dangereux de vacciner avec le variolo-vaccin, parce qu'on inoculait toujours la variole. Cette décision fut admise en France et avec une telle confiance qu'en 1890, dans une leçon qu'il fit à la clinique Baudelocque, M. Saint-Yves-Ménard[2] a

---

1. *Bull. de l'Acad. de méd.*, 1865.
2. Vaccine et vaccination, Rueff et Cⁱᵉ.

pu dire que la question était résolue depuis plus de vingt ans.

Et cependant en Allemagne, la théorie uniciste ralliait chaque jour un nombre plus considérable de partisans. En 1884 Pfeiffer[1] soutenait avec ardeur que la vaccine n'est qu'une variole atténuée ; d'après lui le microbe (?) s'affaiblit par la transmission d'homme à homme, seulement il peut recouvrer sa force en repassant par la génisse. Mais la doctrine de l'identité de la variole et de la vaccine est surtout l'œuvre de Fischer, directeur de l'institut vaccinal de Carlsruhe, dont les recherches ont été pleinement confirmées par les expériences de deux Genevois, Éternod et Haccius. Ces deux derniers auteurs ont émis des conclusions qui, à vingt ans de distance, confirment les idées défendues par Depaul, à l'Académie de médecine en 1863 ; ils concluent donc[2] :

1° La variole est inoculable à l'espèce bovine, quand le mode opératoire est bon et que la récolte du virus est faite en temps opportun ;

2° L'inoculation de la variole au veau constitue une source précieuse de souches nouvelles pour le vaccin animal. Ceci peut avoir une grande portée, non seulement pour les Instituts vaccinaux de l'Europe, mais aussi dans les pays chauds, où la variole est facilement endémique et où les générations de vaccin tendent à s'abâtardir rapidement ;

3° La variole inoculée au veau, se transforme en vaccine au bout de quelques générations par son passage dans cet animal.

1. Troisième congrès de méd..int., Berlin, 1884.
2. *Semaine méd.*, 1890.

Dans leurs différentes publications, les partisans de la théorie uniciste prirent à partie les travaux de M. Chauveau, qui répondit en 1891 par une note confirmative de ses premières conclusions[1].

Pour obtenir des résultats aussi différents, les expérimentateurs ne devaient pas employer les mêmes procédés, c'est en effet sur le mode opératoire que repose actuellement toute la discussion. En France, M. Chauveau inoculait par piqûre à ses animaux le liquide contenu dans les pustules varioliques; en Allemagne et en Suisse au contraire, Fischer, Éternod et Haccius, après avoir recueilli tout ce qui constitue la pustule de variole avant qu'elle suppure, l'inoculaient au veau après lui avoir fait des scarifications qui mettaient à nu le derme; c'est ainsi qu'ils obtinrent des résultats positifs.

Les résultats obtenus par Fischer[2] ont été même si satisfaisants que, depuis deux ans, ce savant n'utilise plus que le variolo-vaccin et cela sans avoir le moindre accident.

Tout récemment, à la Société médicale des hôpitaux, M. Juhel-Rénoy[3], à l'occasion d'une observation de variole, s'est déclaré partisan de la théorie uniciste. Il admet que par le passage à travers la vache, la variole s'atténue, de même que la rage s'atténue en passant par le lapin. Cette opinion se trouve d'ailleurs en parfait accord avec la pratique de Fischer, qui n'utilise le variolo-vaccin qu'après avoir obtenu avec l'animal souche au moins trois générations de pustules.

1. *Bull. de l'Acad. de méd.*, 1891.
2. *Sem. méd.* 1892.
3. *Soc. méd. des hôpitaux*, 1893.

De tout ce débat, il semble se dégager le fait précis suivant, c'est que la vaccine et la variole sont deux maladies identiques; mais, comme l'a dit si bien M. Talamon[1], la preuve absolue de cette identité ne sera faite que le jour où le microbe de la variole sera connu et découvert dans les pustules vaccinales.

IV. — ANATOMIE PATHOLOGIQUE

LA PUSTULE VARIOLIQUE

Anatomiquement, la variole est caractérisée par sa pustule, qui a la peau pour siège de prédilection, mais peut aussi se développer sur les muqueuses. Dans ce dernier cas, la pustule variolique ne s'observe que sur les muqueuses habituellement en contact avec l'air, le pharynx, la langue, les amygdales, le voile du palais par exemple; dans l'appareil respiratoire elle peut apparaître sur le larynx, la trachée, les grosses bronches, mais au delà des divisions bronchiques de troisème ordre, la variole ne se manifeste plus que par une inflammation catharrale très intense qu'il est facile de suivre jusqu'à l'intérieur des lobules pulmonaires.

La pustule évoluant plus facilement sur la peau, c'est là que nous étudierons ses caractères extérieurs d'abord, sa structure ensuite.

Le bouton varioleux n'atteint pas d'emblée son parfait développement, mais traverse une série de

1. *Médecine moderne*, 1892.

phases, pendant lesquelles il se présente avec des aspects divers. Dans la première étape, il est *macule*, petite tache rouge, plane et lenticulaire qui bientôt s'épaissit, fait saillie à la surface de l'épiderme pour devenir *papule*; l'évolution n'est pas achevée, un liquide clair et transparent soulève les couches épidermiques, il se forme à sa surface une mince pellicule rappelant une grosse bulle d'herpès, c'est la *vésicule* qui elle-même devient *pustule*, quand elle s'est remplie de pus et que son centre affaissé donne au bouton varioleux son ombilication caractéristique.

Pour bien comprendre ces transformations successives, nous allons jeter un coup d'œil rapide sur la structure normale de la peau et des muqueuses. — La peau se compose de deux parties distinctes : le *derme* et l'*épiderme*.

Le *derme* représente sa partie la plus profonde; il est formé par du tissu conjonctif, dont les fibres, plus ou moins serrées, sont sillonnées de réseaux vasculaires. A la partie la plus superficielle, le microscope découvre une série d'éminences mamelonnées, constituées par du tissu réticulé et contenant de nombreux vaisseaux sanguins et lymphatiques, ce sont les *papilles* entre lesquelles pénètrent les éléments épidermiques superposés.

L'*épiderme* est constitué par quatre assises de cellules, qu'on désigne en partant du derme, par les noms suivants : 1° les cellules du corps muqueux de Malpighi; 2° le stratum granulosum ; 3° le stratum lucidum ; 4° le stratum corneum.

Les cellules du *corps muqueux* de Malpighi sont relativement volumineuses; elles possèdent un noyau très visible et sont hérissées, à leur périphérie, d'une série de fines dentelures, par lesquelles elles s'engrènent les unes dans les autres.

Les cellules du *stratum granulosum* ne sont plus dentelées, mais elles conservent de grosses dimensions et autour de leur noyau s'étale un protoplasma très granuleux.

Dans le *stratum lucidum*, les cellules, quoique grosses, ne possèdent plus qu'un petit noyau ; mais elles sont distendues par un liquide incolore, d'aspect oléagineux, qui leur donne une réfringence très nette, c'est l'*éléidine* (Ranvier) ; aussi cette assise cellulaire s'appelle encore couche des *cellules à éléidine*.

Le *stratum corneum* est formé par plusieurs rangées de cellules plates étagées les unes sur les autres, dans lesquelles se découvrent à peine quelques vestiges nucléaires, ce sont des cellules du stradum lucidum dépouillées d'éléidine et kératinisées. A travers toutes ces cellules qui, par leur superposition, contribuent à former l'épiderme, courent dépourvues de parois propres les conduits excréteurs des glandes sébacées et sudoripares.

Les muqueuses, par leur structure, se rapprochent sensiblement de la peau ; mais comme elles n'ont pas l'obligation de pourvoir à une protection aussi importante que l'enveloppe cutanée, elles sont absolument privées d'éléments cornés. Sur leur chorion, qui possède une ressemblance presque absolue avec le derme, s'étagent, rappelant les couches de l'épiderme, plusieurs assises d'épithéliums ; les plus profonds sont formés de cellules

grosses, sphériques, nucléées; dans les plus superficiels, elles sont plates, mais toutes nucléées; entre
ces deux limites, elles revêtent des formes progressivement intermédiaires. — Cette digression
anatomique va nous faciliter l'étude de la pustule
variolique et de son développement.

Le bouton varioleux a été étudié par Vulpian[1],
M. Cornil[2], Auspitz et Basch, cités par Curschmann[3]; mais c'est à M. Leloir[4] — dont la com-
pétence en pathologie cutanée n'est pas à discuter
— que nous devons sa meilleure et sa plus ré-
cente description. La peau est la région où il se
développe le plus régulièrement, là nous le sui-
vrons à travers ses diverses transformations, se
traduisant d'ailleurs par des lésions histologiques
distinctes.

La *macule* est caractérisée par une congestion
très vive des vaisseaux papillaires; l'hypérémie
s'étend ensuite à tout le derme, bientôt envahi
par un œdème inflammatoire très prononcé. Ce
n'est cependant qu'une altération préparant le terrain à des lésions plus graves; quand apparaît la
papule, on peut observer des modifications profondes dans le corps muqueux de Malpighi. Par
place, les cellules s'y creusent d'un espace clair
séparant le bord crénelé et le noyau : ce dernier
pourtant se colore encore en présence des réactifs
histologiques, mais le protoplasma périnucléaire,
tout en conservant ses réactions habituelles, paraît

1. *Bull. de l'Acad. de méd.* 1871.
2. *Union méd.*, 1879.
3. *Ziemsen's Handbusch der special. Path. und Therap.*
4. *Arch. de phy.*, 1880.

se condenser à la périphérie de la cellule. Il se produit, dans ces conditions, une dégénérescence *aréolaire,* qu'on a souvent l'occasion de rencontrer dans les cellules épithéliales malades, quel que soit leur siège, quelle que soit leur destination physiologique. Cette altération ne saurait être attribuée à la nécrose de coagulation décrite par Weigert, puisque les éléments cellulaires sont encore susceptibles de se colorer par le picro-carmin et l'hématoxyline : loin d'être en voie de mortification, les cellules Malpighiennes paraissent, au contraire, douées d'une vitalité très active, plusieurs d'entre elles même contiennent deux noyaux, comme si elles avaient une tendance à se multiplier. Telle est la lésion caractéristique de la papule variolique, des altérations accessoires lui font cortège, ce sont : l'infiltration leucocytique du derme, la dilatation des capillaires qui deviennent variqueux et se remplissent de globules rouges, la congestion très vive et l'allongement notable des papilles. Quand toutes ces modifications se sont produites dans la peau, la papule passe à l'état de *vésicule.*

D'après M. Renaut (de Lyon)[1], les altérations que nous venons de passer en revue constituent la période de préparation du bouton varioleux, la *prépustulation*; nous allons maintenant entrer dans la période de *pustulation* proprement dite, le plasma sanguin fait irruption dans l'épiderme et donne lieu à la formation de la vésicule.

---

1. Nouvelles recherches anatomiques sur la prépustulation et la pustulation varioliques. *Arch. de dermatol.,* 1881.

Dans les cellules Malpighiennes, l'espace clair s'élargit, le potoplasma se condense de plus en plus à la périphérie, les noyaux sont mis en liberté, les contours crénelés ont disparu ; les cellules ainsi transformées se réunissent pour former une sorte de réticulum à mailles assez larges, limitant de petites cavités qui rappellent assez bien les utricules végétaux ou les alvéoles d'une ruche d'abeilles. Chaque cavité répond à une cellule de Malpighi transformée ; peu à peu, les mailles du réticulum s'élargissent, se confondent et arrivent à former des anfractuosités plus grandes, où sont accumulés, au milieu d'une sérosité trouble, des leucocytes, des hématies, des débris nucléaires, des petits tractus fibrineux formant des réseaux très fins et très déliés, et enfin des cellules épithéliales dégénérées. Le liquide accumulé dans le réticulum représente la partie centrale de la vésicule, limitée d'ailleurs par les assises cellulaires environnantes. Sa paroi supérieure est formée par la superposition des trois couches épidermiques les plus superficielles, mais altérées comme si leurs éléments avaient subi une kératinisation hâtive, c'est ainsi que l'éléidine a disparu du stratum lucidum tandis qu'elle gorge à les distendre les cellules avoisinant la vésicule. Sa base est représentée par les éléments cellulaires qui coiffent immédiatement la papille dermique et ne prennent pas nécessairement part à l'inflammation ; enfin ses parois latérales sont représentées par les cellules de Malpighi avoisinant le réticulum et n'ayant pas subi la dégénérescence aréolaire. Quand la vésicule a atteint son complet développement, sa paroi supérieure

s'affaisse, se déprime et présente une *ombilication*,
qui en est la caractéristique clinique : l'interprétation du processus, suivant lequel elle se produit,
a donné naissance à des théories nombreuses. En
Allemagne, Auspitz et Basch admettent que les
altérations morbides s'accomplissent plus rapidement à la périphérie qu'au centre; Weigert au
contraire, considérait que le liquide vésiculaire
s'accumule plus facilement au dehors, là où le
réticulum protoplasmique offre moins d'obstacle à
son expansion; en France on a dit que le réticulum
se condense, de manière à former une bride plus
résistante, qui maintient déprimé le centre de la
vésicule. Il est vraisemblable, comme l'a dit
M. Leloir, que toutes ces causes se combinent pour
produire l'ombilication, sans qu'aucune d'elles,
prise isolément, ne puisse en expliquer le mécanisme d'une manière satisfaisante.

Les lésions histologiques, que nous venons de
rapporter, ne s'observent que dans les vésicules
isolées, elles se modifient dans les cas où les pustules sont très rapprochées les unes des autres :
le processus anatomique est bien le même, mais
aux réseaux protoplasmiques primitifs s'en ajou-
tent de secondaires, dus à ce que les cellules
Malpighiennes dégénérées sont plus nombreuses
et ont été atteintes successivement.

La transformation purulente du liquide vésiculaire marque que la *pustule* est définitivement
constituée; les parties malades subissent d'ailleurs
de nouveaux changements anatomiques. La suppuration détruit les cloisons des réticula et creuse
à leur place une anfractuosité qui contient dans

un pus épais, des cellules épithéliales dégénérées, des détritus protoplasmiques, des leucocytes et des microbes pyogènes ; elle n'est pas toujours limitée à la pustule, peut envahir le derme, détruit assez souvent la papille sous-jacente et dès lors une cicatrice indélébile, souvent profonde, occupe ultérieurement la place où la vésico-pustule a évolué. Cette cicatrisation toutefois s'accomplit avec une certaine lenteur.

Quand la pustule n'a pas été ouverte artificiellement, les éléments qui la constituent s'affaissent et se dessèchent ; ce travail débute par sa partie centrale et gagne progressivement sa périphérie. La pellicule ombiliquée cède la place à une croûte plus ou moins épaisse contenant encore des détritus cellulaires, des leucocytes, des éléments dégénérés. Au-dessous de ces croûtes, vestiges du bouton varioleux, se retrouvent des cellules normales nouvellement formées ; l'évolution épidermique reprend ses droits et bientôt, à la place des pustules se dessinent des taches légèrement pigmentées, qui disparaissent d'une manière progressive. Quand à la place de la pustule se forme une cicatrice, c'est que les papilles et le derme ont été détruits par la suppuration et qu'à cette perte de substance s'est substitué un tissu fibreux cicatriciel. Suivant leur forme, leur profondeur et leur étendue, ces cicatrices ont été classées par M. Talamon, en *ponctuées*, *cupuliformes*, *vermiculées*. Elles sont indélébiles et constituent en réalité le cachet anatomique de la variole.

Quand les pustules varioliques ont évolué au voisinage de la matrice de l'ongle, elles y déter-

minent une perte de substance unguéale, difficilement réparable[1].

Nous avons étudié jusqu'ici la variole qui
suppure ; dans la variole hémorrhagique, les lésions
ne sont pas les mêmes ; elles ont été étudiées par
M. le professeur Cornil[2]. Les travées réticulaires,
formées par les cellules Malpighiennes altérées, se
gorgent non plus de leucocytes, mais d'hématies,
enserrées dans de fins reticula fibrineux ; par
place, les capillaires dermiques dilatés et rompus,
s'abouchent dans des petits foyers hémorrhagiques.
Il n'est pas rare, quand les varioleux guérissent,
d'observer alors une absence totale de cicatrices ;
le sang épanché se résorbe lentement et des infections secondaires ne viennent pas déterminer la
suppuration des vésico-pustules.

L'évolution de la vésico-pustule sur les *muqueuses* est un peu spéciale, en raison de la moindre
résistance des épithéliums protecteurs. Le processus
pathologique est plus hâtif et le travail ulcératif
est à la fois moins profond et plus rapide ; tous ces
détails sont consignés avec soin dans le travail déjà
cité de Curschmann. En quelques heures, l'éruption
s'accomplit sur les muqueuses, affectant tantôt le
type pustuleux, tantôt les caractères d'une inflammation diffuse. Le chorion est toujours rapidement
œdématié et plus intensivement enflammé que le
derme de la peau ; ceci nous explique l'hypertrophie énorme que peuvent acquérir certaines muqueuses ; de là, les œdèmes de la glotte, les abcès

1. Suchard. Soc. anat., 1882.
2. *Union méd.*, 1879.

périamygdaliens, les glossites. Quelle que soit la muqueuse atteinte, au niveau des pustules, il se produit des exsudats diphtéroïdes qui, dans certains cas, rappellent à s'y méprendre les fausses membranes de la diphtérie ; dans les varioles hémorrhagiques, au contraire, on rencontre des ecchymoses et des suffusions sanguines. Au centre des pustules muqueuses, le réticulum est beaucoup moins développé et moins résistant que dans le corps de Malpighi ; les cellules épithéliales sont cependant frappées d'une dégénérescence aussi profonde que les cellules épidermiques.

LÉSIONS DIVERSES

La pustule cutanée est comme la caractéristique de la variole, mais elle n'en est pas la seule manifestation ; des désordres anatomiques graves et étendus peuvent se produire dans les diverses parties de l'organisme et plus spécialement dans les viscères. Les lésions que nous allons étudier ne sont pas spéciales à la variole, on peut les rencontrer dans d'autres maladies infectieuses, mais elles nous expliqueront plus tard un certain nombre de symptômes concomitants du processus éruptif.

Que la variole ait suppuré ou qu'elle ait été surtout caractérisée par des hémorrhagies, dans les deux cas le *sang* est altéré. Il est diffluent, se coagule très difficilement et prend une coloration noirâtre qui, même dans les artères, lui donne l'aspect du sang veineux ; en un mot, des modifications profondes se sont produites dans sa constitution histo-chimique. Les *globules rouges* ont perdu leur

forme discoïde, leurs contours réguliers et se sont
agglutinés de manière à former des plaques noirâtres et d'aspect variable[1]. Ils n'absorbent plus la
quantité d'oxygène nécessaire à leur vie ; aussi dans
le sang des varioleux le taux normal des gaz, qui y
sont contenus, s'abaisse à tel point que, suivant
M. Brouardel[2], leur volume se trouve réduit de
moitié. Pendant que les hématies s'altèrent, le
nombre des *leucocytes* s'accroît dans des proportions notables ; ils s'accumulent surtout dans le
système lymphatique ; ceci nous explique que certains auteurs ont pu signaler l'adénite comme un
des symptômes importants du début de la variole[3].
L'accroissement des globules blancs s'explique
facilement par la diapédèse et concorde avec la
théorie moderne de la Phagocytose ; il traduit la
lutte énergique de l'organisme contre les attaques
de l'infection variolique.

Les altérations qui portent sur les éléments
figurés du sang vont de pair avec une diminution
de l'*hémoglobine*. Il résulte, en effet, des recherches
de M. Quinquaud[4] que la proportion de l'hémoglobine s'abaisse progressivement depuis le début de
la variole jusqu'à la convalescence, tout en subissant une légère élévation, quand sortent les boutons : avant l'éruption elle est de 109 gr. 70 ; pendant,
de 168 gr. 98 : quand les pustules suppurent, de
90 gr. 54 et quand elles se dessèchent, de 70 à
75 grammes.

1. Proust. Soc. méd. Obser. de Paris, 1867.
2. Soc. méd. des hôp. 1870.
3. Lelandais. Th. Paris, 1870.
4. Chimie pathologique. Recherches d'hématologie clinique, 1880.

Zuelzer[1] avait soutenu jadis que le sang des varioleux était infectieux; ce fait est loin d'être démontré, et M. Barthélemy[2] cite même des observations contradictoires. Cet auteur a recueilli, chez des varioleux, la sérosité accumulée sous un vésicatoire et l'a inoculée, mais sans jamais inoculer la variole. Nous ne pouvons donc pas — pour le moment du moins — attribuer les altérations sanguines à l'action directe du virus varioleux; mais elles trouvent une explication très plausible dans les troubles profonds de l'état général, dans la fièvre intense qui accompagne l'évolution de la maladie, dans les désordres que cause la suppuration des pustules et enfin dans les manifestations viscérales de l'infection.

Les lésions du *système nerveux* sont variables. D'une manière générale, le *cerveau* est respecté et ne présente jamais à l'autopsie de lésion qui mérite de fixer l'attention.

La *moelle*, au contraire, est fréquemment touchée, ce qui justifie pleinement la remarque de M. Barthélemy : « Le virus variolique recherche la moelle et non le cerveau ». Les méninges rachidiennes sont souvent le siège d'une congestion très vive, de petits foyers hémorrhagiques peuvent s'y produire; il s'en forme quelquefois au sein même de la moelle, mais il est rare que ces hémorrhagies dépassent la grosseur d'un grain de millet. A part le cas d'épanchement sanguin, les lésions médullaires ne sont jamais très avancées et les troubles paralytiques qu'elles déter-

1. *Centralblatt für klin. Med.*, 1874.
2. Th. Paris, 1880.

minent finissent généralement par disparaître.

Le *système nerveux périphérique* présente dans certains cas des lésions intéressantes. M. Joffroy[1] a rapporté l'observation d'une malade qui, à la suite d'une variole, eut de l'atrophie musculaire de l'épaule : l'autopsie révéla que les muscles avaient été atteints secondairement, par suite d'altérations primitives de leurs branches nerveuses. Celles-ci présentaient les lésions histologiques de la névrite; dans plusieurs tubes nerveux, la myéline avait disparu ainsi que le cylindre-axe.

Les lésions qui frappent l'*appareil respiratoire* varient suivant les régions qu'on examine. La *laryngite varioleuse* peut se traduire par deux espèces de lésions : au début, elle est la conséquence du gonflement inflammatoire, qui envahit la muqueuse laryngée au moment de la poussée éruptive; plus tard elle est due à la suppuration et peut alors entraîner une destruction plus ou moins étendue des muscles, du squelette fibro-élastique de l'organe, des cartilages même qui peuvent se nécroser. MM. Cornil et Ranvier[2] ont décrit avec beaucoup de soin les lésions histologiques de ces laryngites : les cellules épithéliales sont partout en voie de desquamation; de nombreux leucocytes se mélangent à leurs détritus; enfin des fausses membranes fibrineuses revêtent les pertes de substance et recouvrent le chorion de la muqueuse, lequel est tuméfié et infiltré. Les vaisseaux capillaires du chorion, distendus et variqueux, laissent sourdre par diapédèse de nombreux glo-

1. *Arch. physiol.* 1879.
2. Manuel d'histologie pathologique.

bules sanguins; dans les glandes acineuses, les épithéliums sécréteurs sont granuleux et troublés. Toutes ces régions peuvent être envahies par l'infiltration purulente à un moment donné, quand suppurent les pustules.

Dans la *trachée* et les *bronches*, on peut rencontrer les mêmes altérations; les pneumonies et les broncho-pneumonies sont plutôt le résultat d'infections secondaires, elles sont diffuses et irrégulières dans leur distribution, quelquefois elles aboutissent à la formation d'abcès pulmonaires; dans la variole hémorrhagique enfin l'embolie et la thrombose pulmonaires ont été signalées[1].

Le *tube digestif* est atteint très diversement par la variole. La muqueuse buccale, la langue, le pharynx, par suite de la pustulation, peuvent présenter du gonflement inflammatoire et des petits foyers de suppuration; mais dans les autres parties du tube digestif, les lésions sont négligeables et banales; on y observe un état inflammatoire plus ou moins marqué de l'estomac, du gros et du petit intestin. Il n'existe pas de déterminations précises : d'ailleurs, comme le font judicieusement remarquer MM. Balzer et Dubreuilh[2], les pustules se développent seulement sur les muqueuses qui sont en contact avec l'air.

Le *foie* est également atteint dans la variole et ses lésions rappellent celles observées dans les autres maladies infectieuses; elles ont été étudiées par M. Siredey[3]. On y rencontre tous les caractères de

1. Louisel de Saulnay. Th. de Paris, 1870.
2. Dict. Jaccoud.
3. *Revue de médecine*, 1886.

l'hépatite diffuse : stéatose des cellules hépatiques, dilatation des capillaires, infiltration leucocytique ; ces altérations ne sont pas en rapport nécessaire avec l'alcoolisme ; M. Landrieux[1] les a observées chez les Esquimaux morts à l'hôpital Saint-Louis, bien qu'ils n'eussent jamais bu d'alcool. Il n'est pas rare de rencontrer des petits foyers hémorrhagiques intra-parenchymateux ; dans tous les cas la dégénérescence graisseuse semble être la règle, puisque sur 28 autopsies, M. Barthélemy[2] l'a rencontré 19 fois.

La *rate* est d'habitude très rouge, molle, diffluente, mais ne présente pas de lésions spéciales.

Les *reins* sont presque toujours lésés dans les formes graves de la variole ; suivant MM. Cornil et Brault[3], la néphrite peut porter sur les divers éléments de l'organe, elle est diffuse ; M. Gaucher[4] pense qu'un œdème inflammatoire très intense se développe dans le tissu conjonctif du rein, rappelant l'inflammation qui envahit le derme de la peau ; les lésions peuvent devenir définitives. D'après MM. Lecorché et Talamon[5], il s'agit vraisemblablement d'une néphrite toxique ; il est enfin des cas où, comme dans le foie, on observe des foyers hémorrhagiques.

Les *organes génitaux* peuvent être atteints à des degrés divers. Chez la femme, la vulve, les grandes lèvres, le vagin peuvent être le siège d'une poussée

1. *Loct. cit.*
2. *Loct. cit.*
3. Maladies du rein.
4. Th. d'agrég., 1886.
5. Mal de Bright et albuminerie.

pustuleuse assez vive; ces lésions sont sous la dépendance même de l'infection variolique, mais les altérations qu'on observe au niveau des organes génitaux internes sont plutôt le résultat d'infections secondaires. C'est le cas des ovarites signalées depuis longtemps par Béraud; M. Hervieux[1] a rapporté également deux cas d'ovarite suppurée chez des varioleuses et plus récemment M. Auché (de Bordeaux[2]) a cité deux observations dans lesquelles il put attribuer la suppuration au streptocoque et au staphylocoque doré. En dehors de ces cas où l'infection secondaire est manifeste, il en est où l'ovarite variolique est vraiment sous la dépendance de l'infection première, quand par exemple elle est hémorrhagique (Hervieux).

- Dans le même ordre d'idées, on peut chez l'homme observer des orchites : alors, la vaginale, légèrement enflammée, peut contenir quelques gouttes de liquide. D'après M. Chiari[3], dans les trois quarts des varioles suivies de mort s'observerait l'orchite : au sein du parenchyme testiculaire, il se développe de petits foyers inflammatoires dans lesquels on peut distinguer trois couches : 1° une zone centrale ou de nécrose; 2° une zone moyenne, caractérisée par de l'infiltration cellulaire; 3° une zone d'exsudation. L'orchite variolique existe donc bien réellement au même titre que l'orchite ourlienne; mais, contrairement à l'ovarite, elle paraît être surtout une manifestation primitive de l'infection variolique.

1. *Gaz. des hôpitaux*, 1864.
2. Soc. de biologie, 1893.
3. Congrès de Prague, 1889.

Dans le *système circulatoire* on peut rencontrer
des lésions très graves. Les altérations du *cœur* ont
été surtout étudiées par MM. Desnos et Huchard[1].
Les endocardites et les péricardites sont rares ; elles
s'observent surtout dans les varioles discrètes : dans
tous les cas elles se traduisent à l'autopsie par des
lésions minimes ; mais dans les varioles graves la
myocardite serait très fréquemment une cause de
mort. Les altérations du muscle cardiaque rappellent celles qu'on observe dans les autres muscles
striés ; à l'œil nu, le myocarde a perdu sa consis-
tance, il est devenu pâle, terne, et ses faisceaux
désagrégés, friables, ont pris une teinte feuille
morte. Les parois ventriculaires se sont amincies
et leur moindre résistance a permis la distension
des cavités du cœur. Au microscope, les fibres tuméfiées et gonflées ont une striation moins nette ;
celle-ci même, en certains points, a cédé le pas à
la dégénérescence granulo-graisseuse qui souvent
envahit même les capillaires ; à un degré plus
avancé, la lésion se caractérise par une infiltration
graisseuse généralisée ; quelquefois des hémorrhagies interstitielles séparent les faisceaux musculaires altérés.

Non seulement le cœur est frappé, mais le système artériel lui-même peut être altéré. M. Brouardel[2] a signalé des lésions aortiques indiscutables ;
nous en avons nous-même rapporté des exemples
probants[3]. L'aorte est, en effet, le vaisseau qu'atteint surtout l'infection variolique ; dans sa portion

1. *Union méd.*, 1870-1871.
2. *Arch. de méd.*, 1874.
3. *Arch. de méd.*, 1888.

ascendante sont disséminées des plaques d'endartérite, occupant surtout le voisinage des coronaires;
elles sont constituées par des cellules embryonnaires et peuvent aboutir à des lésions artérielles
définitives.

L'endocardite variolique a les mêmes caractères
anatomiques que l'aortite; elle se développe de préférence entre la valvule mitrale et les valvules aortiques, arrivant même à former des végétations sur
le bord libre de ces replis membraneux.

L'*appareil locomoteur* peut être atteint dans ses
différentes parties au cours de la variole. Les altérations osseuses et articulaires sont généralement
minimes ou du moins ne laissent que peu ou pas
de traces anatomiques; mais il n'en est pas ainsi
des muscles qui, eux au contraire, sont fortement
touchés. Ils sont dégénérés profondément comme
l'ont démontré Zenker[1] et surtout M. Hayem[2]. Les
myosites ne se produisent que dans les formes
graves de la variole; toutefois elles n'atteignent
pas d'emblée leur maximum : il se produit d'abord
une congestion très vive de vaisseaux sanguins,
ensuite des granulations apparaissent au sein des
fibres musculaires, qui ne perdent pas d'emblée
leur striation; peu à peu elles deviennent de plus
en plus friables, jaunâtres, cassantes et alors sont
envahies par la dégénérescence granuleuse. Les
granulations discrètes des premiers jours sont
devenues plus nombreuses; elles ont envahi jusqu'aux vaisseaux des muscles; mais quelque pro-

1. Leipsig, 1864.
2. Arch. physiol., 1870.

fondes qu'elles puissent être, ces altérations sont susceptibles de régénération. Il n'est pas rare de voir se produire des hémorrhagies intra-musculaires; enfin des abcès plus ou moins volumineux ont pu se former entre les faisceaux dégénérés.

V. — ÉVOLUTION CLINIQUE

FORMES DE LA VARIOLE

De toutes les maladies infectieuses, c'est incontestablement la variole qui, dans son évolution clinique, revêt les aspects les plus variés et les plus disparates en apparence; d'où la multiplicité des formes qu'on lui a décrites. A une époque où les maladies virulentes étaient mal connues, il s'est même trouvé des auteurs qui poussèrent l'esprit de classification jusqu'à séparer du cadre nosologique de la variole, la variole hémorrhagique comme représentant une entité morbide *sui generis*. Toutes ces distinctions ne soutiennent plus aujourd'hui la discussion; un seul et même agent pathogène produit l'infection sous ses différentes formes et s'il modifie ses effets, c'est que le terrain auquel il s'attaque n'oppose pas toujours la même résistance, c'est que lui-même n'a pas toujours la même virulence.

La vaccination jennérienne, l'immunité acquise par une première atteinte du mal, sont les causes qui modifient de la façon la plus évidente les symptômes d'une variole; alors s'observent des cas qui sortent du cadre habituel et classique, ce sont des irréguliers, mais dans leur irrégularité même, ils peuvent être très graves. Ces formes ont été et sont encore couramment désignées sous le nom de *varioloïdes*; nous préférons celui de *varioles modi- fiées*, qui paraît indiquer plus clairement le point de départ de ces exceptions cliniques.

Quand les sujets n'ont pas été vaccinés, quand ils n'ont pas eu la variole, ou bien encore quand ils ont perdu l'immunité vaccinale, leur maladie peut revêtir deux aspects très différents. Tantôt elle est caractérisée par une éruption plus ou moins intense sur la peau et sur les muqueuses, qui se couvrent de vésico-pustules, c'est la *variole commune* ou *pustuleuse*; tantôt elle est caractérisée par des hémorrhagies multiples se produisant sous la forme d'hémoptysies, d'hématuries, d'hématémèses, de métrorrhagies, d'ecchymoses cutanées, il s'agit alors d'une *variole hémorrhagique*.

Dans cette étude, nous adopterons ces trois types principaux et nous étudierons successivement :

1° Les varioles communes ou pustuleuses ;
2° Les varioles hémorrhagiques ;
3° Les varioles modifiées.

Dans son évolution, chacun de ces types peut lui-même présenter de nombreuses modifications; à côté des trois formes principales, qui sont comme de véritables genres, nous trouverons des formes secondaires, des variétés très multipliées. Il importe de ne pas oublier qu'en face d'une infection tous les sujets réagissent différemment et qu'en pathologie il n'y a pas seulement des *ma-ladies*, mais aussi et surtout des *malades*.

A côté des types cliniques, que nous venons d'établir, il a été mentionné de nombreuses formes viscérales. On ne saurait trop s'élever contre cet encombrement de descriptions, bon tout au plus à obscurcir les idées du lecteur ; aussi voulant éviter cet écueil, nous nous réservons d'étudier à part les manifestations splanchniques, au chapitre des complications.

A l'exemple des auteurs classiques, nous diviserons l'évolution clinique de la variole en cinq périodes :

1° La période d'INCUBATION ; le poison morbide pénètre dans l'organisme et le contamine, sans toutefois manifester sa présence par des symptômes très précis ;

2° La période d'INVASION ; l'infection se produit par des manifestations cliniques bien déterminées ;

3° La période d'ÉRUPTION ;

4° La période de SUPPURATION ;

5° La période de CONVALESCENCE, pendant laquelle s'accomplissent la *dessiccation* et la *desquamation*.

Toutes ces divisions cliniques facilitent d'une manière incontestable l'étude de la variole, mais elles ne doivent pas être prises absolument à la lettre. Les périodes n'ont pas, dans toutes les circonstances, nécessairement la même durée, la même intensité ; quelques-unes même peuvent manquer. Chemin faisant, au cours de ce livre, nous signalerons tous ces détails symptomatiques, en mettant en relief leurs irrégularités possibles.

VI. — VARIOLES COMMUNES

VARIOLE DISCRÈTE; INCUBATION, INVASION

Comme c'est le nombre des pustules qui sert de base à la classification des varioles communes, nous prendrons pour type de description la *variole discrète*; son éruption pustuleuse, moins abondante, est plus facile à suivre; guérissant presque toujours, elle traverse toutes les étapes de la maladie; dès lors elle nous fournira un point de comparaison dans l'étude des autres varioles pustuleuses.

INCUBATION

Cette période comprend le temps qui s'écoule entre la pénétration du poison morbide et les premières manifestations de sa présence dans l'organisme. Elle dure environ 10 à 14 jours, quand la variole est contractée par contage; si elle est inoculée, l'incubation ne dépasse pas 8 à 9 jours; exceptionnellement enfin elle peut, dans certains cas, se prolonger jusqu'à 22 jours, si l'on en croit M. Alexandrojanos[1].

Tant qu'elle s'écoule, l'état général du malade ne paraît pas modifié; c'est tout au plus s'il éprouve un léger malaise, un peu d'inappétence et d'anorexie, quelques petites poussées fébriles vespérales; selon l'expression populaire, il est mal en train, et prévoir la gravité de la maladie qui doit

1. Congrès des médecins grecs, du 5 au 4 avril 1887, *Sem. méd.*, 1887.

le saisir à brève échéance est impossible. Très
rarement s'observent pendant l'incubation quelques-uns des symptômes de la période d'invasion,
mais ils sont toujours très atténués.

INVASION

Avec cette période commence en réalité le
cours de la variole, son *début* est d'ailleurs des
plus précis. Sans cause apparente, brusquement,
presque en pleine santé, le malade est pris d'un
frisson unique, violent, très intense, absolument
comparable à celui qui marque l'apparition de la
pneumonie franche aiguë. Ce frisson se généralise
et s'accompagne d'une sensation très marquée de
froid; le malade pâle, vacillant, claque des dents,
tremble de tous ses membres et demeure souvent
dans cet état deux, trois heures et plus : le frisson
initial est non seulement *unique* et *violent*, il est
encore *prolongé*. Plus rarement s'observe une
série de *petits frissons* moins intenses, très rapprochés les uns des autres; ils n'ont rien de pathognomonique et n'ont pas la même importance
diagnostique.

Il se fait en même temps une *ascension brusque
de la température périphérique* : placé dans l'aisselle, le thermomètre indique rapidement 59°,5
à 40° c.; pendant toute la durée de l'invasion,
il se maintient à cette hauteur avec des rémissions
matinales peu marquées. Le *pouls* traduit aussi
l'intensité de la *fièvre*; il est plein, vibrant, préci-
pité; chez l'adulte il donne 110 à 120 pulsations
par minute; chez l'enfant, jusqu'à 160.

.. Tels sont les symptômes généraux du début; durant la première journée de l'invasion, ils sont accompagnés par d'autres phénomènes qui, pour être moins pathognomoniques, n'en sont pas moins pénibles pour le malade. C'est d'abord une *dyspnée* intense, qui se traduit cliniquement par des mouvements respiratoires très rapprochés les uns des autres, précipités, difficiles, bruyants, qu'on ne peut cependant pas attribuer à une lésion de l'appareil broncho-pulmonaire, où l'auscultation ne fait encore découvrir rien d'anormal.

Aussi fréquents que la dyspnée, s'observent des *vomissements* accomplis au prix de violents efforts, à la suite de nausées répétées; d'abord alimentaires, ils sont plus tard muqueux et peuvent s'accompagner d'une *diarrhée* abondante. Une *salivation* copieuse tourmente le malade, elle est l'avant-coureur des altérations qui porteront plus tard sur les muqueuses linguale et bucco-pharyngée.

A tous ces symptômes s'ajoute une *céphalalgie* fronto-pariétale vive, atroce, continue, pouvant se compliquer de photophobie et s'accompagner de *délire*. Ce dernier est la règle chez les enfants, les personnes impressionnables et nerveuses, les alcooliques; il peut revêtir deux formes cliniques. Tantôt, c'est un délire doux, tranquille, mélancolique, gai quelquefois, caractérisé par une loquacité exagérée avec incohérence du langage et des idées; tantôt, au contraire, il est bruyant, le malade, tourmenté par des hallucinations, pousse des cris inarticulés, se débat, gesticule comme pour se défendre contre des êtres imaginaires; il présente dans certains cas l'aspect du dément furieux et la camisole de force devient nécessaire pour l'immobiliser.

Les symptômes, que nous venons d'énumérer, s'observent pendant *le premier jour* de l'invasion. Ils indiquent avec beaucoup de netteté la nature infectieuse du mal, puisque tous les appareils sont envahis ; ils ne permettent pas cependant de présumer quelle sera sa gravité, car ils peuvent être tout aussi intenses, tout aussi effrayants dans les formes les plus bénignes que dans les plus sérieuses.

Dès le *deuxième jour* apparaît une série de phénomènes douloureux, dont quelques-uns sont absolument caractéristiques : au premier rang il faut placer la *Rachialgie*. Elle constitue une des manifestations capitales de la période d'invasion et se rencontre d'une manière pour ainsi dire constante dans toutes les formes de la variole ; M. Combemale[1] sur 500 cas ne l'a vue manquer que 17 fois. Comme son nom l'indique, elle prend naissance dans la région rachidienne et plus particulièrement dans les lombes ; consistant en une douleur très vive, contusive, continue, qui s'étend à toute la ceinture et souvent irradie dans les membres inférieurs. La station debout est impossible ; le malade courbé en deux, s'immobilise et ne peut mettre un pied devant l'autre ; le moindre mouvement, la simple pression de la main, provoquent l'exagération de ce symptôme, qui s'accompagne assez souvent de paraplégie des membres inférieurs. L'acuité de la rachialgie, les troubles moteurs et sensitifs qui la caractérisent, ont fait supposer à certains auteurs que cet ensemble de phénomènes

---

1. *Bulletin médical du Nord*, 1892.

était sous la dépendance d'une congestion de la
moelle, d'autant mieux que les réflexes patel-
laires sont quelquefois exagérés. Plus récemment,
M. Combemale[1] a soutenu qu'il existe un rapport
entre la rachialgie et la vie sexuelle; les malades
chez lesquels il n'a pas observé de rachialgie
avaient moins de 22 ans et plus de 42. Quelle que
soit la vraisemblance de ces interprétations, nous
nous bornerons à les signaler; cliniquement il nous
suffit de constater l'importance de la rachialgie.
D'autres douleurs peuvent se manifester, elles
affectent surtout la forme névralgique; nous nous
contenterons de les énumérer. Ce sont des gastral-
gies très vives, des douleurs atroces dans la région
du foie, des névralgies intercostales, iléo-lom-
baires, sciatiques, ou bien encore développées
sur les branches des plexus cervical, brachial,
lombaire, etc.

A côté de ces phénomènes douloureux, M. Lelandais[2] a signalé, comme symptôme précurseur
important, une *adénopathie généralisée* s'observant
dans les régions où les ganglions lymphatiques
peuvent être explorés sans difficulté. Ces adénites
multiples seraient en rapport avec la future éruption cutanée, et plus elles seraient nombreuses, plus
elles favoriseraient le pronostic; d'ailleurs jamais
elles ne seraient envahies par la suppuration.

A cette même période de la maladie, le varioleux a souvent de la rétention urinaire; dans tous
les cas, ses urines, rares, foncées, sédimenteuses
rappellent les urines boueuses de certains rhuma-

1. *Loc. cit.*,
2. LELANDAIS. Th. de Paris, 1870.

tisants. Elles contiennent de l'urée en excès, 28 à
38 grammes par litre; les matières extractives y
sont très abondantes; enfin on y a signalé la présence de l'urobiline. D'après M. Albert Robin[1], à
qui nous devons de bien connaître l'urologie clinique de la variole, l'*azoturie* est d'autant plus fréquente et plus élevée que la maladie est plus franchement inflammatoire; les *chlorures* diminuent
dès le début de l'infection; quelquefois, on observe
de l'*albuminurie*, mais dans les formes discrètes,
pour que les urines contiennent de l'albumine, il
faut déjà que les reins soient intéressés. Chez les
femmes, l'époque menstruelle est avancée; toutefois, les ménorrhagies, qui s'observent dans la
variole discrète, n'ont pas un caractère inquiétant.

Au milieu de toutes ces manifestations morbides,
le *deuxième jour* de la période d'invasion touche
à sa fin; déjà se peut porter le diagnostic de
variole, car le facies et l'aspect extérieur sont
caractéristiques. Le malade est étendu dans le
décubitus dorsal, le plus souvent immobile dans
son lit, la face rouge et injectée, les yeux humides
et brillants, la langue, les narines et les lèvres
sèches: sa physionomie exprime la plus grande
anxiété, sa respiration est bruyante, pénible, hale-
tante : c'est alors qu'apparaissent des phénomènes
cutanés très importants, les *rash*.

DES RASH

Le mot *rash*, qui nous vient d'Angleterre, pris

---

1. *Bull. de l'Acad. de méd.*, 1888.

dans son acception la plus générale, sert à désigner une *efflorescence ou éruption cutanée*, —
« *on eruption or efflorescence on the body* ». —
Cette signification a été restreinte et aujourd'hui, le
mot s'applique surtout aux manifestations hypérémiques cutanées qui, dans le cours d'une variole,
se révèlent à la fin du deuxième ou au commencement du troisième jour de l'invasion. Cliniquement,
le *rash* est caractérisé par des plaques rouges ou
rosées, plus ou moins étendues, envahissant différentes régions de la peau et revêtant les formes et
les aspects les plus divers. La configuration et les
caractères extérieurs des efflorescences ont servi
de bases à leur classification.

De tous les rash, celui qui se montre le plus fréquemment est le *scarlatiniforme*; comme son nom
l'indique il rappelle l'éruption de la fièvre scarlatine. En quelques heures, apparaissent, au niveau
des plis inguinaux et des creux axillaires, de larges
plaques rouge foncé, que la pression des doigts
marque en blanc et qui donnent au toucher une
sensation très légère de rudesse, de rugosité. Limité
d'abord à l'aine et à l'aisselle, le rash peut s'étendre
dans le voisinage; il envahit souvent la région lombaire et forme au malade comme une ceinture;
de même, à la partie supérieure de la poitrine, les
efflorescences peuvent, en partant de l'aisselle, se
rejoindre sur le plan antérieur ou le plan postérieur du thorax. Quelques auteurs, s'appuyant sur
cette configuration, ont proposé de décrire un
triangle brachial et un crural; mais cette nomenclature est sans utilité, ce qui réellement caractérise le rash que nous décrivons, c'est son analogie

avec une éruption de scarlatine et son siège de prédilection au niveau des plis de flexion des membres.

Quelquefois, la teinte scarlatineuse s'étend à tout le corps, en restant toutefois plus accentuée au niveau des plis articulaires : le malade présente sur l'épiderme une rougeur intense généralisée, rappelant la couleur de l'écrevisse cuite, dont le nom grec ασταχος a servi d'étymologie à l'épithète *astacoïde*, par laquelle M. *Quinquaud*[1] désigne cette efflorescence. Ce rash, aussi bien que le rash scarlatiniforme, dont il est une variété ou plutôt une exagération, pâlit rapidement et quand l'éruption vésico-pustuleuse se produit au commencement du quatrième jour, la teinte rouge de la peau a presque complètement disparu.

Si, au lieu de prendre l'aspect d'une éruption de scarlatine, le rash rappelle la rougeole, il est dit *morbiliforme*; la teinte en est moins foncée et sur son fond rosé se détachent de petites papules plus fortement colorées. Il occupe la face d'extension des membres et respecte au contraire les plis de flexion : c'est ainsi qu'il est très développé au niveau de la face antérieure de l'articulation du genou, sur la peau qui recouvre la partie postérieure du coude et le dos du poignet, tandis que l'aisselle, la région inguinale, le creux poplité sont indemnes de toute coloration morbide.

Bien plus rarement se montre le rash *érythématiforme*, qui rappelle les divers érythèmes susceptibles de se développer sur les membres. Parfois il

1. *Arch. génér. de médecine.* 1878.

affecte l'aspect des érythèmes rhumatismaux, dessinant sur la peau des membres de larges plaques violacées, mal limitées, à contours irréguliers, s'effaçant par la pression des doigts; d'autres fois, il ressemble à une poussée d'urticaire, les membres du malade paraissent avoir été flagellés avec des orties, d'où le nom de *rash ortié*.

Les rash, dont nous avons jusqu'ici donné la description épargnent d'ordinaire le visage; mais au début d'une variole, surtout d'une variole grave, il n'est pas rare de rencontrer un rash *érysipélatiforme* se localisant surtout à la face. Dans ces conditions, le malade a la figure uniformément gonflée; ses yeux sont tuméfiés; ses narines, ses joues, ses oreilles, son menton sont couverts d'une rougeur diffuse s'étalant sur un empâtement plus ou moins profond; le cou, les régions sus-claviculaires en sont aussi fréquemment le siège, si bien que ce rash donne l'illusion d'un très grave érysipèle de la face. Ce n'est là toutefois qu'une apparence; à ses limites l'efflorescence ne présente pas le bourrelet pathognomonique, elle se développe très rapidement et n'épargne pas le menton; enfin, signe négatif de la plus haute importance, malgré l'attention apportée à la recherche de l'engorgement ganglionnaire caractéristique de l'érysipèle, il est impossible d'en constater l'existence. C'est vraisemblablement à des varioles précédées par ce rash que Borsieri a donné le nom de *varioles érysipélateuses*[1].

Tous les rash, que nous venons d'étudier, peuvent

---

1. Instituts de méd. pratique.

être classés sous la rubrique générale de *rash
hypérémiques*, mais ils peuvent affecter aussi la
forme hémorrhagique : ces derniers, fréquents
surtout dans la variole du même nom, peuvent
aussi se montrer au début d'une variole commune;
ils entraînent alors souvent le médecin dans une
erreur de diagnostic. Tantôt, c'est un rash scarlatiniforme ou astacoïde, dont la coloration prend
une teinte noirâtre, vineuse, accentuée surtout au
niveau des plis inguinaux; tantôt l'efflorescence
rappelle une éruption de purpura. Dans ce dernier
cas, sur le fond rouge se détachent des papules
ecchymotiques, ressemblant aux petits points hémorrhagiques du purpura simplex; ou bien encore
ce sont de larges ecchymoses occupant la face
interne des genoux, des chevilles, des coudes, etc.
Les rash hémorrhagiques sont toujours très accentués, très persistants ; dans tous les cas, ils
accompagnent une variole grave et doivent faire
porter au médecin un pronostic des plus som-
bres.

Tels sont les différents rash, qui peuvent s'observer pendant l'invasion de la variole; ils constituent des signes très importants et étayent solide-
ment son diagnostic clinique. Peut-être semble-t-il
au lecteur que ces manifestations cutanées rentre-
raient avec plus de raison dans la période d'éruption. Jamais cependant les cliniciens ne les ont
considérés comme des symptômes éruptifs; les
rash sont trop variables dans leur forme, leur aspect, leur disposition ; en outre, au niveau des
sièges qu'ils ont occupés on ne voit jamais se
développer les vésico-pustules varioliques, que

nous allons étudier maintenant avec les symptômes
de la période d'éruption proprement dite.

VII. — VARIOLE DISCRÈTE

(suite).

ÉRUPTION

Au quatrième jour de la maladie se fait l'*éruption*, caractérisée par le développement de vésico-pustules plus ou moins nombreuses sur la peau et les muqueuses; son évolution est lente, il faut quatre ou cinq jours pour qu'elle arrive à être complète. Toutes les parties du corps ne sont pas envahies en une seule fois, mais successivement et dans un ordre à peu près constant; de la sorte, le même jour, à la même heure, dans les mêmes conditions, l'exanthème se présente avec des aspects divers suivant les régions qu'on examine. Le visage et la tête sont d'abord atteints; le front et le cuir chevelu en premier lieu, le nez, les paupières et la bouche ensuite; à la fin de la journée, l'éruption apparaît sur le cou, le tronc et les membres supérieurs; dans le cours du cinquième jour enfin, les membres inférieurs sont pris à leur tour.

Si l'exanthème atteint presque toutes les régions du revêtement cutané, il ne les frappe pas toutes avec la même intensité, il en respecte même quelques-unes. Discrète sur la face antérieure de la poitrine et la paroi abdominale, l'éruption fait défaut dans les points qui, comme l'aine et l'aisselle, ont été le siège de rash, lors de la période d'invasion.

Bien que les vésico-pustules se produisent dans les mêmes conditions et sous l'influence du même agent pathogène, leurs caractères objectifs ne sont pas absolument identiques sur les divers territoires de l'épiderme. Pour étudier le processus éruptif dans sa manifestation typique, nous le prendrons à la région faciale où la peau moins dense, plus mince, plus souple, lui fournit un terrain d'évolution peu résistant, ce qui nous permettra d'en suivre plus facilement les phases successives.

Dès le début du *quatrième jour*, apparaissent sur le front des petites taches rouges, lenticulaires, sans élevure appréciable, séparées les unes des autres par de larges intervalles de peau saine ; ce sont les *macules*. Le *cinquième jour* l'épiderme se soulève à leur niveau, elles s'arrondissent, s'acuminent et s'entourent d'une auréole rosée, les *macules* sont devenues *papules* ; dans quelques heures elles auront pris l'apparence *vésiculaire*. Leur centre fait saillie, repoussant devant lui l'épiderme, qui s'amincit jusqu'à devenir une pellicule ténue, transparente, rappelant — avec de plus fortes dimensions — les bulles de l'herpès ; puis une dépression punctiforme se produit, et la *vésicule ombiliquée*, caractéristique de l'éruption variolique, est définitivement constituée. Tout autour d'elle les téguments se sont épaissis, infiltrés et ont pris une coloration rouge sombre. Pendant que toutes ces modifications se sont produites, la fin du *sixième jour* est arrivée et nous allons assister à de nouvelles transformations de la vésicule. Son contenu liquide se trouble et prend un aspect opalescent ; ses limites périphériques s'étendent ; elle atteint les dimensions d'un gros pois ; son centre, de plus en plus déprimé, offre une ombilication très accentuée et tout autour de l'ombilic s'étale, distendue par un liquide jaune d'or et prête à se rompre, la membrane vésiculaire. Nous sommes arrivés au *quatrième* jour de l'éruption, *huitième* de la maladie ; le bouton est pathognomonique, la pustule ombiliquée de la variole est arrivée à complet développement et l'erreur n'est plus possible pour un clinicien attentif.

Nous venons de suivre et de décrire les phases que traverse la vésico-pustule variolique dans son évolution sur un terrain d'élection, où elle ne rencontre aucun obstacle à son développement : il ne faut pas en conclure qu'il en est ainsi dans toutes les régions du corps. Le processus éruptif, tel que nous venons de le décrire, peut être suivi très facilement au visage, en particulier chez les femmes, dont la peau est fine et dépourvue de poils ; mais, en d'autres points, la structure du derme, l'épaisseur quelquefois considérable de l'épiderme, sont des facteurs importants qui modifient, retardent ou transforment profondément le travail de la pustulation ; nous en aurons plus d'une fois la preuve au cours de cette étude.

A la *face* les pustules, très nettement ombiliquées, atteignent parfois les dimensions d'une pièce de 0 fr. 20, elles sont séparées les unes des autres par des intervalles de peau saine au moins égaux à la largeur d'une d'entre elles, entourée de son auréole rosée. Dans ces espaces libres toutefois les tissus ne sont pas absolument sains, il existe toujours dans le derme une infiltration œdémateuse plus ou moins prononcée, qui est la source de douleurs atroces et continues. Le malade n'est pas seulement abattu par la violence des symptômes généraux, il est encore tourmenté par une cuisson très vive qui, suivant l'expression consacrée, lui met le visage en feu. C'est surtout aux régions de la face, dont le derme ne permet pas aux vésico-pustules une évolution régulière, que les douleurs sont les plus intenses ; l'oreille, par exemple, malgré l'extrême minceur de sa peau, est le siège d'un gonflement énorme ; sa surface rouge, tuméfiée, luisante, est recouverte de vésicules qui reposent sur un substratum cartilagineux sans souplesse, elles sortent mal et sont à peine ombiliquées.

Au *cuir chevelu* il serait difficile de reconnaître les caractères peu tranchés du processus éruptif, s'il n'existait pas un point de repère dans l'exanthème de la face. La peau épaisse, dense, dont le derme enserre entre ses mailles les bulbes pileux, offre une très grande résistance à l'évolution régulière des vésico-pustules. Là, plus rien du type classique, les boutons semblent s'étaler et se confondre par leurs contours pour produire un empâtement généralisé, d'une rougeur diffuse et foncée, qui devient, à l'occasion du moindre attouchement, le siège de sensations douloureuses très pénibles. Les mêmes symptômes peuvent s'observer dans la barbe.

Les *paupières*, les *lèvres*, les *narines*, sont boursouflées, très enflammées et recouvertes de vésico-pustules disséminées, dont l'ombilic est très net; sous ce masque tuméfié, mamelonné, d'une coloration spéciale et dont les yeux sont clos, les traits du malade deviennent méconnaissables et prennent un aspect repoussant.

En d'autres parties du corps, l'éruption se fait avec des modalités variables suivant les régions qu'elle occupe. Le *tronc* demeure généralement indemne; sur l'*épaule*, les faces externe et postérieure du *bras*, de l'*avant-bras*, se voient quelques vésico-pustules, semblables à celles de la face, mais plus bas, sur les *mains*, les caractères du processus sont tout autres. Un gonflement énorme se produit aux faces palmaire et dorsale; les doigts enflammés, tuméfiés surtout à leurs extrémités, ressemblent à des baguettes de tambour. Les boutons sont peu nombreux, mais ils sont larges, irréguliers et tranchent en blanc mat sur le fond rouge gris de l'épiderme; leur évolution est entravée par la résistance des tissus. La poussée inflammatoire et congestive, gênée dans son expansion, rend tout mouvement impossible; instinctivement, et aussi par impuissance, le malade a les mains étendues sur le bord de son lit, les doigts demi-fléchis, et ses souffrances sont telles qu'à chaque mouvement il croit sentir éclater ses téguments.

A la face plantaire des *pieds*, où l'épiderme, plus dense encore que celui de la paume des mains, atteint quelquefois la dureté d'une semelle de cuir, les pustules se buttent à un obstacle presque insurmontable; au lieu de se développer en saillie, elles s'étalent, s'agglomèrent au-dessous de l'épiderme qu'elles soulèvent en masse et mesurent souvent la largeur d'une pièce de cinq francs ; elles sont si douloureuses que le seul frottement des draps arrache au malade des gémissements et des cris.

On voit donc que, de toutes les maladies générales, la variole est peut-être celle qui procure les sensations les plus pénibles ; non seulement elle anéantit sa victime par l'intensité des symptômes généraux, mais encore elle la torture par la violence des douleurs, que rien ne peut calmer tant que les manifestations cutanées n'ont pas parcouru leur cycle complet.

Ce qui caractérise objectivement la variole *discrète*, c'est le petit nombre des vésico-pustules ; mais celles-ci peuvent se grouper de différentes manières tout en atteignant des dimensions plus ou moins volumineuses. Dans un travail intéressant M. Clovis[1] s'est attaché à décrire les diverses modalités d'une éruption de variole discrète et lui assigne six types principaux :

1° Le type papuleux ;
2° Le type acnéiforme ;
3° Le type herpétiforme ou variole en corymbe ;
4° Le type impétiginiforme ;
5° Le type miliaire ;
6° Le type géant.

Ces différents types empruntent leur nom à certaines autres éruptions cutanées dont ils rappellent

1. Quelques remarques sur l'éruption de la variole. Th. de Paris, 1887.

les caractères; ils peuvent, dans certains cas, obscurcir le diagnostic de la variole.

La peau n'est pas seule atteinte, les *muqueuses* aussi sont touchées par le processus éruptif, qu'il est facile de suivre et de constater sur les lèvres, les joues, la bouche, la langue, le pharynx, le voile du palais, la conjonctive et les organes génitaux; mais il peut encore porter plus loin ses ravages, et des vésico-pustules peuvent se développer sur le larynx, la trachée, les bronches et l'œsophage. Pour les raisons anatomiques que nous avons exposées plus haut[1], les vésico-pustules des muqueuses ne s'ombiliquent pas, évoluent plus rapidement que celles de la peau, ont plus de tendance à s'étendre, parce que les assises cellulaires épithéliales sont plus souples et moins résistantes que les couches formées par les cellules épidermiques; de plus dans le revêtement des muqueuses il n'existe pas trace de kératinisation. Nous ne serons donc pas étonné des différences très tranchées présentées par les deux processus éruptifs.

Aux régions que l'œil peut directement explorer, l'éruption rappelle les vésicules d'herpès, développées sur les surfaces épithéliales; d'abord bulleuses et transparentes, les pustules ne tardent pas à se réunir par groupes et, dès lors, les détritus épithéliaux, qui les souillent, forment en s'accumulant, des plaques diphtéroïdes faciles à détacher.

Cutanée ou muqueuse, l'éruption variolique présente des aspects différents suivant les régions

1. Voir page 14.

envahies, mais conserve, malgré la diversité des tissus, le caractère constant et commun à toutes ses manifestations symptomatiques : le gonflement énorme qui défigure la face et rétrécit les voies naturelles.

La muqueuse *conjontivale*, quand elle est frappée, — fait rare dans la variole discrète, — devient le point de départ d'une tuméfaction énorme des paupières qui, boursouflées, œdématiées, restent closes ; entr'ouvertes avec les doigts, elles découvrent le globe oculaire, dépoli et tacheté par de petites pustules grisâtres. Celles-ci pénètrent profondément et, dans certains cas, peuvent arriver jusqu'à la cornée qu'elles altèrent ; d'où la production, relativement fréquente, de kératites graves, parfois ulcéreuses, qui compromettent d'une manière définitive les fonctions de l'œil.

Le *pharynx* et le *voile du palais*, démesurément tuméfiés, rendent la déglutition difficile, impossible même ; ils sont souvent le siège de petites hémorrhagies locales, dont le sang mélangé aux détritus détachés des pustules, forme des plaques grisâtres, sanieuses et d'odeur infecte. De l'isthme du gosier, le gonflement s'étend jusqu'au larynx, il peut y produire un œdème de la glotte. La *langue*, augmentée de volume, présente les signes d'une glossite hypertrophique très douloureuse et remplit la cavité buccale ; le malade peut à peine parler, la mastication est devenue impossible. L'air dont le passage, difficile par la bouche, est intercepté par l'occlusion des narines, n'arrive plus aux poumons en quantité suffisante pour les besoins de la respiration ; l'asphyxie devient imminente.

Les *organes génitaux* sont peut-être les régions que le processus morbide déforme le plus profondément. Chez la femme les grandes et les petites lèvres boursouflées, œdématiées, sanguinolentes, forment entre les deux cuisses un gros bourrelet recouvert de vésico-pustules; accolées sous l'influence de l'inflammation, elles peuvent se sphacéler et donner naissance à des sténoses cicatricielles de l'orifice vaginal, sténoses qui, tout en rendant plus tard difficiles les rapports sexuels, détruiront en outre l'harmonie des formes de la région. Chez l'homme, les conséquences de la pustulation sont peut-être moins profondes et moins graves, mais elles ne sont pas moins disgracieuses. Le pénis, hypertrophié démesurément au niveau du gland et du prépuce, rappelle ces énormes œdèmes observés chez les cardiaques, avec une inflammation très vive, surajoutée à la distension des parties malades.

Malgré l'intensité des symptômes locaux qui la caractérisent, la période d'éruption est précédée d'un léger amendement dans l'état général; au moment même où se dessinent les premières macules, la fièvre s'abaisse brusquement et de $39°5$ à 40 degrés la température axillaire tombe à $37°5$; elle se maintiendra à ce niveau, tout en subissant des oscillations vespérales de quelques dixièmes, jusqu'au jour où les pustules entreront en suppuration. En même temps que la chaleur périphérique diminue, le pouls se ralentit et ne donne plus que 80 à 90 pulsations par minute; mais à cet apaisement passager vont succéder de nouveaux troubles morbides, dont le retour offensif accompagne le début de la période de suppuration.

SUPPURATION

Après le calme relatif qui suit l'éruption, vers le *huitième* ou le *neuvième* jour de la maladie, la scène change; la fièvre reparaît, la température remonte à 39 degrés et s'y maintient pendant trois jours. Cette fièvre dite de suppuration, développée avec la recrudescence des symptômes cutanés, marque le début d'une infection nouvelle *dite infection secondaire*, surajoutée à la variole. La suppuration des pustules n'est pas seulement le résultat de la poussée qui s'est faite du côté de la peau; elle tient encore et surtout à ce qu'au niveau de chaque vésicule les agents pyogènes, qui nous entourent de toutes parts, déterminent des infections locales, qui vont s'accumulant et retentissent sur l'état général. De ces faits quelques auteurs ont prématurément conclu que la variole pourrait bien être due aux microbes de la suppuration; ils ont, en effet, rencontré des micro-organismes dans les pustules, mais au moment de la suppuration seulement et jamais avant.

Avec la fièvre reparaissent les symptômes d'invasion; ils acquièrent même souvent une acuité qu'ils n'avaient pas, lors des premières manifestations de la maladie. La céphalalgie, le délire, la salivation, les vomissements, la diarrhée, peuvent s'observer encore, comme si le malade était la proie d'un nouveau processus morbide.

Donc, au milieu de tout ce fracas symptomatique s'établit la *suppuration* des pustules; elle se fait d'une manière successive et dans son évolution nous retrouvons la marche suivie par l'éruption.

C'est au *visage* que le pus se montre d'abord dans les vésico-pustules, celles des mains et des pieds aboutissent plus tardivement ; comme l'éruption, en effet, la suppuration s'accomplit d'autant plus facilement que la couche épidermique, au-dessous de laquelle elle s'opère, est plus mince et moins résistante.

Le gonflement de la figure, déjà considérable, s'accroît encore, la rougeur n'y a jamais été plus vive et sur la peau tendue, luisante, de teinte briquetée, se détachent les pustules en pleine transformation. Elles perdent peu à peu leur ombilication, prennent l'aspect de phlyctènes plus ou moins larges gorgées de pus ; quand elles sont rapprochées les unes des autres, dans la variole en corymbe par exemple, elles peuvent s'unir pour former des plaques jaunes, saillantes, étalées, rappelant tout à fait l'état de l'épiderme après l'application d'un vésicatoire, avec du pus remplaçant la sérosité épanchée. Bientôt, si le malade est assez maître de lui pour ne pas irriter par le grattage ces nappes purulentes, maintenues par l'épiderme encore intact, les pustules s'aplatissent d'elles-mêmes, se dessèchent et se recouvrent de croûtes jaunâtres, en même temps que la dermatite se calme et s'éteint. Malheureusement la période de suppuration s'accompagne de cuissons et de démangeaisons telles que les sujets, même les plus dociles et les plus patients, se grattent le visage dans l'espoir de diminuer l'intensité de leurs douleurs ; dès lors, ils prennent un aspect repoussant. Les pustules, déchirées par les ongles, laissent sourdre un pus, sanieux et épais, qui s'étale sur le front, les

paupières, les joues, en formant de véritables
larmes purulentes, accumulées surtout dans les
parties déclives, au niveau des commissures labiales, du menton, au voisinage du lobule de
l'oreille, où elles constituent de larges amas mélicériques incessamment grossis. Des pertes de substance, plus ou moins étendues, mettent à découvert des surfaces fongueuses légèrement sanguinolentes, souillées de pus et, comme si la face horriblement défigurée du malade n'inspirait pas déjà
une répulsion suffisante, tout son corps dégage
une odeur infecte, nauséabonde, fétide, toute spéciale, *sui generis* comme on dit; elle est caractéristique et son souvenir est inoubliable après une
seule visite dans les salles de varioleux.

Sur le *tronc*, là où les pustules sont très discrètes, chacune d'elles suppure isolément; elles
ne forment pas des plaques comme au visage.

Aux *mains* et aux *pieds*, en raison même de l'é-
paisseur de l'épiderme, la suppuration fournit un
tableau clinique tout particulier. Les extrémités
prennent un développement exagéré, leur gonflement donne la sensation d'un œdème dur, douloureux, recouvert d'une rougeur diffuse sur laquelle
s'élèvent de larges saillies purulentes. Les symptômes sont surtout nets au niveau des mains, où
les pustules — suivant l'expression si choisie de
Trousseau — rappellent l'aspect des gouttes de
cire vierge. La couche cornée très épaisse et très
dense empêche la suppuration d'aboutir aussi
facilement qu'au visage : au-dessous d'elle se forment de vastes abcès superficiels, réclamant bientôt
l'intervention du bistouri pour donner issue au

liquide qui les distend. L'incision de ces poches
en fait sortir un pus, mal lié, sanieux, chargé de
détritus conjonctifs et dont la source est longue à
se tarir. En outre, des abcès, dans la profondeur
des tissus, s'observent assez fréquemment sur le
trajet des membres, où ils peuvent atteindre d'é-
normes dimensions, qui les font confondre avec
des phlegmons; il n'est pas rare qu'on soit con-
traint d'inciser, chez le même malade, jusqu'à
trente abcès de cette nature. Ils ne constituent pas
en réalité, comme on pourrait le croire, des complications de la variole, mais font partie de son
évolution clinique et rentrent parmi les phénomènes habituels de la période de suppuration.

Du côté des muqueuses, les collections purulentes
sont moins, abondantes, moins étendues, parce
que les pustules varioliques éprouvent moins d'obstacles à leur développement, grâce à la plus grande
laxité des couches épithéliales. Des infections secondaires peuvent néanmoins s'y produire, il n'est
pas rare d'observer de phlegmons péri-amygdaliens,
des conjonctivites suppurées, des phlegmons de
l'œil, des dacryocystites purulentes.

Les organes génitaux sont quelquefois le siège
de vastes sphacèles; nous avons pu suivre à l'hôpital d'Aubervilliers l'observation d'une malheureuse femme, qui eut toute la moitié inférieure de
la vulve détruite par gangrène; le rétrécissement
cicatriciel fût assez prononcé pour que plus tard
l'introduction du doigt fût rendue difficile.

La suppuration dure deux et cinq jours, suivant
l'abondance de l'éruption. Vers le onzième jour de
la maladie, les symptômes généraux ont ordinai-

rement disparu ; il n'est pas rare cependant de voir dans la période suivante se développer de nouvelles collections de pus. Malgré tout, la convalescence se prépare et nous allons maintenant en suivre les progrès dans l'étude des phénomènes de la dessiccation et de la desquamation.

CONVALESCENCE ET TERMINAISONS

La fièvre de suppuration a disparu, les symptômes généraux se sont amendés, les pustules transformées en phlyctènes purulentes se sont aplaties, le calme renaît dans l'organisme, la convalescence se dessine et en même temps la dessiccation va commencer. Elle présente des modifications notables suivant les différentes parties du corps et aussi selon qu'elle s'accomplit normalement ou que par le grattage les malades ont contrarié son évolution.

Quand le sujet a su dominer son impatience, quand les pustules n'ont pas été irritées ou lacérées par le frottement des ongles et des doigts, la dessiccation se fait sans suintement, sous forme d'écailles sales, brunâtres, de dimensions variables. Ces écailles peuvent demeurer isolées, quand elles ont succédé à des pustules séparées par de larges intervalles de peau saine ; d'autres fois elles se réunissent par leurs contours pour former des plaques plus ou moins étendues, disgracieuses et très gênantes. Ces caractères, elles les offrent dans les régions où l'épiderme, mince et souple, a permis l'évolution facile des pustules varioliques : c'est donc au *visage*, sur le trajet des *membres* et sur les parois du *tronc* que la dessiccation peut être observée dans son mode normal le plus net; il en est tout autrement aux *mains* et aux *pieds*. Si on veut bien se rappeler avec quelle difficulté la pustulation s'est accomplie dans ces régions, on ne sera pas surpris de savoir que les pustules arrivent très difficilement à se dessécher. La couche cornée très dense, qui masque leur agglomération et leur purulence, s'épaissit de plus en plus, se détache par lambeaux assez larges et laisse apparaître des croûtes jaunes, minces, à peine sèches, qui parfois se fendillent pour donner issue au pus qu'elles recouvrent; elles ne tardent pas à se détacher et sont remplacées par des croûtes nouvelles, plus jeunes et plus petites.

Avant que ces phénomènes se soient complètement manifestés aux extrémités, le visage est déjà en pleine *desquamation*; les croûtes desséchées, qui ont remplacé les pustules, se fragmentent, se décollent par petites lamelles et finissent par disparaître complètement. Quelquefois cependant leur chute met à nu des bourgeons d'un rouge vif, bientôt recouverts de nouvelles squames qui tombent et se reforment à plusieurs reprises, jusqu'à ce qu'enfin l'épiderme se soit reconstitué. Ce travail de réparation est d'autant plus long à s'accomplir que souvent le malade ne peut résister au besoin de se gratter : de ses ongles, il déchire, lacère, arrache les croûtes récemment formées, met à vif des surfaces saignantes et alors son visage, couvert de squames irrégulières et noirâtres, conserve un aspect tout aussi repoussant que dans la période de suppuration.

A la paume des *mains* et à la plante des *pieds*, l'épaisseur de l'épiderme ralentit la desquamation; du même coup la convalescence est prolongée. C'est surtout dans les régions où elles sont mal sorties que les pustules varioliques desquament avec une lenteur désespérante. Elles se détachent par larges lambeaux, se reforment, tombent de nouveau et, quand leur chute est définitive, on trouve à leur place un épiderme mince, sensible, douloureux même, qui ne devient apte à supporter le contact du sol ou la pression des objets qu'après un laps de temps assez long. Pendant cette exfoliation de ses couches épidermiques, le malade souille son lit, son linge, ses vêtements des détritus fournis par la fragmentation des croûtes; c'est la période de la maladie où l'isolement est le plus nécessaire, parce que, comme nous l'avons déjà vu, les débris des pustules désséchées sont les agents les plus sûrs de la transmission infectieuse. L'odeur nauséabonde que le malade répandait autour de lui, au cours de la suppuration, persiste encore, mais va s'atténuant chaque jour, à mesure que le corps se dépouille.

Après la desquamation, la physionomie du varioleux est loin d'avoir recouvré son expression primitive : la peau est parsemée d'une foule de petites dépressions rouge vif, dues à la destruction du corps papillaire en des points très limités, mais parfois fort nombreux. Ces cicatrices rougissent à la moindre émotion, elles ne tarderont pas à devenir blanches, indélébiles et le malade *grêlé*, suivant l'expression pittoresque et populaire, portera empreint sur son visage le *sigillum* de la maladie dont

il a été victime, si bien que, nombre d'années après
la guérison d'une variole, on peut encore en faire,
avec une certitude absolue, le diagnostic rétrospectif.

Les cicatrices, qui prennent la place des croûtes
pustuleuses, n'offrent pas toujours les mêmes caractères objectifs; ceux-ci dépendent de la vigueur
avec laquelle le corps papillaire du derme a été
atteint et de la profondeur à laquelle se sont étendues les lésions pendant la période de suppuration.
Suivant la classification de M. Talamon[1], ces cicatrices peuvent être :

1° Des *taches pigmentaires*.
2° Des *saillies papuleuses*.
3° Des *cicatrices proprement dites*.

1° Les *taches pigmentaires* se rencontrent généralement à la suite des varioles bénignes : à la
place des pustules, on peut constater l'existence de
taches brunâtres, non saillantes à la surface de
l'épiderme; elles peuvent persister un certain temps,
mais peu à peu, elles s'effacent et disparaissent tout
à fait.

2° Les *saillies papuleuses* — sortes de petits bourgeons épidermiques qui rappellent les verrues
développées sur les doigts — se produisent à la
place des pustules, quand celles-ci ont été remplacées par des bourgeons charnus mis à découvert
au moment de la desquamation. Ces sortes de cicatrices sont assez persistantes; elles ont fait donner
par les Allemands le nom de variole verruqueuse

---

1. Soc. méd. des hôp. 1890.

— *variolis verrucosa* — aux formes qu'elles accompagnent[1].

3° Les *cicatrices* peuvent affecter trois formes. Les moins profondes sont constituées par une foule de petits points, qui recouvrent le visage du malade, comme s'il avait été blessé par un grand nombre de petites pointes; ce sont les cicatrices *ponctuées*.

D'autres fois, la peau du malade — à la face du moins — présente une série de petites dépressions ayant la grosseur d'un pois, assez profondes, comme faites à l'emporte-pièce, ces cicatrices sont dites *cupuliformes*.

Enfin, plusieurs cicatrices cupuliformes peuvent être réunies de manière à former, dans l'épaisseur des téguments, des sillons irréguliers de forme, d'étendue, de profondeur; ces cicatrices, qui affectent les aspects les plus bizarres, rappellent un peu les cicatrices de certaines brulûres, on les a appelées *vermiculées*. Elles entraînent souvent à leur suite des déformations plus ou moins prononcées dans les paupières, les commissures labiales, le nez, etc. ; elles donnent même quelquefois naissance à des brides fibreuses, qui déterminent des sténoses au niveau des orifices du visage.

La *durée* des périodes de dessiccation et de desquamation dépasse de beaucoup celle des stades qui les ont précédées. La chute des croûtes varioleuses demande au moins quinze jours pour s'accomplir; souvent même elle n'est pas terminée

1. CURSCHMANN. V. *Zeimssen's Handbuch der Speciellen Path. und Thérapie*, 1888.

avant un mois et six semaines; quelle qu'en soit du reste la lenteur, elle représente toujours le point de départ de la *convalescence*; avec elle s'établit une détente complète dans l'état du malade. La fièvre a disparu, les signes viscéraux sont négatifs, l'appétit, paraît-il, est même quelquefois trop impérieux, les forces du malade se reconstituent; les urines redeviennent claires, abondantes et contiennent à nouveau des chlorures dont la quantité s'élève à 8, 10, 15 grammes par litre; il se fait même une décharge d'acide urique quand se produit la détente; tous les appareils, en un mot, recouvrent leurs fonctions normales, le malade renaît à la vie, il est guéri. C'est même à ce moment qu'il est le plus indocile et se révolte avec le plus d'énergie contre l'isolement auquel il est condamné; il nous a été facile de le constater à l'hôpital d'Aubervilliers.

Règle générale, la terminaison de la *variole discrète* est la guérison, mais, ainsi que nous l'avons dit, la maladie laisse des traces indélébiles de son passage. Souvent le malade a perdu ses cheveux; d'autres fois, la barbe, le cuir chevelu, les cils, sont chez lui le siège d'un eczéma séborrhéique très abondant, caractérisé par la formation de plaques jaunâtres, huileuses, qui se reproduisent avec persistance. Joignez à cela les déformations qui peuvent atteindre les paupières, les narines, les commissures labiales, les organes génitaux externes et vous comprendrez l'horreur que peut inspirer à un malade l'éclosion d'une variole.

Nous arrêterons là notre description de la *variole discrète*, espérant qu'elle a été assez détaillée pour permettre maintenant de passer en revue les variétés que peuvent présenter, suivant les cas, les manifestations cutanéo-muqueuses de la variole commune : ce sera l'objet du prochain chapitre.

VIII. — **FORMES DE LA VARIOLE COMMUNE**

A. — Variole discrète maligne

Le mot *malin* n'éveille plus dans l'esprit des pathologistes modernes le sens que lui attribuaient les anciens : tandis que nos devanciers considéraient comme varioles malignes toutes les varioles mortelles, qu'elles fussent hémorrhagiques ou suppurées ; de nos jours, on dit qu'une variole est maligne quand, avec des signes physiques peu marqués, elle emporte rapidement un malade par l'intensité de ses symptômes généraux. Dans de telles conditions la puissance infectieuse du poison morbide atteint son paroxysme et, avant que l'organisme ait eu le temps de réagir, le malade succombe. C'est dans ce sens qu'une variole discrète, caractérisée par des symptômes généraux intenses et rapidement mortelle, peut être appelée *maligne*.

Tous les signes morbides de la période d'invasion s'exagèrent ; après le frisson initial, la température s'élève d'un bond à 40 degrés et s'y maintient, tandis que le pouls reste faible, petit et fréquent. Les phénomènes nerveux du début sont très violents ; la rachialgie est atroce, le délire bruyant est la règle, le malade est en proie à une dyspnée intense s'accompagnant des angoisses de l'asphyxie progressive. Les rash sont pâles, peu marqués; l'éruption sort mal : de rares vésico-pustules, très espacées, se dessinent à peine et peuvent conduire le médecin — erreur grave — à porter un pronostic bénin. Tandis que, du côté de la peau, le processus éruptif évolue péniblement, les accidents nerveux redoublent d'intensité et le malade succombe au huitième ou au neuvième jour de sa maladie, soit dans un état d'excitation cérébrale très marqué — *forme ataxique* de certains auteurs —, soit dans un coma et un abattement plus ou moins profonds — *forme adynamique.*

En passant en revue tous les symptômes de la période d'invasion, il serait certainement facile de multiplier les formes de la variole maligne; mais ce travail de dissociation nous paraît absolument inutile. Nous préférons passer immédiatement à l'étude des variétés, qui doivent leurs noms aux modalités cliniques de l'éruption.

B. — Variole cohérente

Dans cette forme, les symptômes généraux d'*incubation* et d'*invasion* présentent la même évolution que dans la variole discrète; mais l'éruption est plus abondante, les pustules sont très rapprochées et le visage paraît tout particulièrement se prêter au développement de la pustulation cohérente. Dans la *variole discrète,* nous avons vu les vésico-pustules, entourées de leurs auréoles inflammatoires, laisser entre elles des intervalles de peau saine; dans la *variole cohérente,* au contraire, leurs limites périphériques disparaissent, leurs contours se confondent, leurs sommets semblent s'affaisser et la face gonflée œdématiée, est recouverte d'une éruption cutanée uniforme et ininterrompue. Dans quelques cas, au lieu d'être généralisée à toute l'étendue de la face, la cohérence se fait seulement par places; des îlots de pustules très rapprochées, plus ou moins nombreux, se rencontrent — isolés ou non — au milieu des plaques d'une éruption discrète. Quelle que soit cependant l'étendue du champ envahi par les vésico-pustules, les yeux et les paupières sont généralement indemnes.

Le gonflement du visage est plus accentué que dans les varioles discrètes et la fièvre de suppuration, plus ardente, reçoit un coup de fouet des infections secondaires dont les sièges se sont multipliés. Les pustules suppurent isolément et forment des phlyctènes purulentes très serrées, qui restent toujours à peu près distinctes jusqu'à la période de dessiccation.

En somme, la variole cohérente ne diffère de la variole discrète que par une éruption plus abondante, surtout au visage, laissant après elle des cicatrices profondes. La convalescence est souvent accompagnée d'abcès nombreux, qui cependant, n'aggravent pas le pronostic : la guérison est son issue la plus habituelle.

C. — Variole cohérente-confluente

Cette variété représente comme une transition pathologique entre les formes cohérente et confluente de la variole. Son pronostic est des plus inquiétants. Nous ne reviendrons pas sur les symptômes du début; ce sont ceux des formes précédentes, exagérés et ayant pris un caractère de gravité beaucoup plus accusé. Disons seulement qu'à la période de suppuration, si les vésicules se montrent encore isolées, comme dans la variole cohérente, elles se distendent davantage, sont remplies d'un pus plus abondant, se confondent aussi par places et donnent naissance, surtout au visage, à de larges îlots purulents. Cette forme est encore désignée sous le nom de *variole confluente secondaire*, parce que la confluence des pustules se fait seulement à la période de suppuration.

D. — VARIOLE CONFLUENTE

La variole confluente vraie, dite encore variole confluente primitive, est une des formes les plus terribles qui puissent se présenter à notre observation; sa gravité tient non seulement au développement exagéré qu'acquiert le processus éruptif, mais encore à l'intensité et à la rapidité d'évolution des symptômes généraux.

En quarante-huit heures au plus, la période d'invasion est accomplie et dès le début, les troubles de l'organisme sont profonds, excessifs. La fièvre est vive, d'emblée la température périphérique atteint 40 degrés et persiste sans défervescence. La rachialgie est atrocement douloureuse; un délire bruyant et continu tourmente le malade qui, pris de véritables terreurs, crie, gesticule et n'est retenu dans son lit qu'au prix d'une surveillance attentive. La dyspnée est à son paroxysme; la salivation, les vomissements sont presque incessants ; une diarrhée séreuse et profuse s'observe presque toujours ; les réactifs usuels décèlent dans l'urine la présence de l'albumine ; le rash d'invasion est généralisé à tout le corps, c'est le rash astacoïde.

Au cours du deuxième jour, pendant que se déroulent tous ces graves symptômes, l'éruption paraît : elle offre des caractères objectifs nettement tranchés, qui de primesaut atteignent un développement considérable. Le visage tout entier est envahi par une rougeur diffuse, accompagnée d'un gonflement considérable ; les paupières boursouflées tuméfiées, ne peuvent plus s'ouvrir ; les narines sont obstruées par l'hypertrophie subite de la muqueuse nasale ; le cuir chevelu lui-même, infiltré, œdémateux, est horriblement sensible au toucher et le moindre attouchement y réveille des douleurs cuisantes. Les manifestations éruptives du côté des muqueuses traînent avec elles de l'enchifrènement, une salivation abondante, un larmoiement continu, tous symptômes objectifs d'une rougeole boutonneuse. La confusion serait, à ce moment, d'autant plus facile et pardonnable que l'éruption variolique, à l'état naissant, est à peine représentée par des macules et des papules, petites, massées et serrées les unes contre les autres, hérissant la surface de la peau d'élevures analogues à celles du maroquin chagriné, d'où l'expression classique « *peau de chagrin* », mais l'erreur ne saurait se prolonger, bientôt la scène change, les vésico-pustules apparaissent. Elles sont innombrables, de dimensions plus petites que celles de la variole discrète, sortent, avec peine et sans ombilication bien nette, pressées les unes contre les autres; elles rappellent assez bien l'aspect lardacé des phlyctènes confluentes développées sur l'épiderme sous l'action d'un vésicatoire : sur le visage s'étale un masque jaunâtre qui altère tous les traits de la physionomie et le malade, défiguré, inspire à son entourage une véritable répulsion. Malgré l'éruption, les symptômes généraux du début ne s'amendent pas : la fièvre reste toujours violente, la température axillaire se maintient à 40 degrés sans défervescence et c'est dans cet état de perturbation extrême que va se produire le travail de suppuration.

La purulence s'annonce par un gonflement plus accusé du visage et par des douleurs excessivement vives : le masque phlycténoïde du début prend une coloration jaunâtre, l'épiderme se rompt et les petites pustules déchirées laissent suinter un pus épais, abondant, dont la dessiccation recouvre la face de croûtes mélicériques étendues.

Tandis qu'à la figure le processus éruptif suit son cours, les mains et les pieds deviennent le siège d'une forte poussée pustuleuse, qui s'effectue au prix de difficultés d'autant plus grandes et de douleurs d'autant plus aiguës que le derme et l'épiderme de ces régions, par leur épaisseur, opposent plus de résistance; les pustules y sont à peine formées, quand le visage est déjà en pleine suppuration. Ces extrémités sont le siège d'un gonflement énorme; sur le fond gris violacé de leur peau enflammée et tuméfiée, se développent péniblement des vésico-pustules, qui en se réunissant forment de larges plaques grisâtres soulevant l'épiderme; dans ces îlots pustuleux, la suppuration est lente à s'établir et, quand le pus est formé, il s'accumule et donne souvent naissance à des abcès superficiels.

Sur toutes les autres parties du corps, l'éruption est le plus habituellement discrète, sauf toutefois au niveau des organes génitaux, qui peuvent devenir le siège d'une pustulation confluente.

Sur les muqueuses, le processus éruptif détermine par son évolution, un gonflement énorme, qui rend impossibles la déglutition et la respiration. En quelques heures, la bouche, la langue, le pharynx, sont envahis par des fausses membranes sanieuses et d'odeur infecte, dont la chute met à nu des surfaces ulcérées et saignantes.

Normalement, c'est vers le *onzième* jour que commence la *dessiccation*, mais il arrive souvent que le malade n'atteint pas ce terme et il est emporté par une complication sérieuse ou des accidents graves intercurrents; s'il a résisté à ce choc imprévu, on voit des croûtes brunâtres prendre la place des nappes purulentes et des abcès superficiels formés pendant la période de suppuration. Aux extrémités, les croûtes commencent seulement à se montrer vers le *quinzième* ou *seizième* jour. Cette lenteur de la dessiccation et la formation successive de nombreux abcès concomitants nous expliquent pourquoi le début de la desquamation est si tardif. C'est le *vingt-cinquième jour* seulement que le corps commence à se dépouiller, et quand la peau s'est enfin nettoyée, elle apparaît mouchetée, tigrée par une foule de cicatrices ponctuées, cupuliformes ou vermiculées, beaucoup plus nombreuses que dans la variole discrète ; le nez est généralement la partie du visage la plus mal-traitée.

Pendant que s'accomplit le processus éruptif cutanéo-muqueux, les appareils splanchniques, eux aussi, sont frappés par l'infection variolique. L'auscultation du poumon révèle, dès les premiers jours de la maladie, les signes d'une congestion broncho-pulmonaire très intense, qui souvent dégénère en broncho-pneumonie grave, quand s'établit la suppuration. Il est facile d'en faire le diagnostic à l'aide des signes cliniques qui la caractérisent : d'abord une expectoration purulente très copieuse attire l'attention, et alors l'oreille découvre facilement de nombreux râles humides sous-crépitants disséminés dans toute l'étendue du thorax. Quand la broncho-pneumonie variolique n'emporte pas le malade, il n'est pas rare de voir se développer une gangrène pulmonaire, fatalement mortelle. Ces lésions de l'appareil respiratoire occasionnent une asphyxie progressive, d'autant plus angoissante que le larynx, obstrué par l'hypertrophie inflammatoire des muqueuses glottique et épiglottique, ne permet plus à l'air de pénétrer dans les voies aériennes.

Sous l'influence de l'infection variolique, nous pouvons encore voir se produire des myocardites, des septicémies, des pyohémies tardives. Toutes ces manifestations morbides font bien partie de l'évolution même de la maladie, qui leur imprime un cachet particulier ; mais nous en renvoyons l'étude au chapitre des complications, pour ne pas nous exposer à des redites.

VARIOLE HÉMORRHAGIQUE

Parmi les formes les plus graves de la petite vérole, la variole hémorrhagique occupe certainement la première place, tant par l'intensité de ses symptômes que par la rapidité de sa terminaison fatale. Si la variole confluente épargne rarement ses victimes, on peut dire que la variole hémorrhagique ne leur pardonne jamais. Elle offre une évolution clinique tellement spéciale que certains auteurs ont voulu la considérer comme une maladie à part et indépendante des autres formes de la variole ; l'observation a justement démenti cette interprétation erronée : la variole hémorrhagique peut naître d'une variole bénigne et n'engendre pas nécessairement par contamination une variole grave. Nous retrouvons en somme ici le rôle du terrain ; l'organisme résiste mal à l'infection et la variole est d'autant plus intense qu'elle rencontre moins d'obstacles dans son évolution. C'est en vertu de ce principe même que la variole hémorrhagique se montrerait plus fréquente chez les alcooliques d'une part, et d'autre part chez les gens atteints de misère physiologique ou débilités par des altérations chroniques du foie et des reins[1]. Avant les notions que nous possédons sur la nature des maladies infectieuses et sur la résistance que leur oppose l'organisme humain, on admettait que la prédisposition à la variole hémorrhagique était le résultat de plusieurs causes

1. PETIT (L.-H.). *Union médicale,* 1882.

réunies, dont on distinguait l'association par le terme vague de *génie épidémique*[1].

Cliniquement, l'infection peut se manifester de deux manières; ou bien elle se caractérise par des hémorrhagies multiples et de graves symptômes généraux, qui emportent le malade avant que l'éruption ait eu le temps d'apparaître : on dit alors que la variole est *hémorrhagique d'emblée*; ou bien l'organisme offre plus de résistance et l'éruption finit par se produire sous la forme de pustules sanglantes : c'est la *variole confluente hémorrhagique*.

A côté de ces deux formes, qui offrent la plus haute gravité, vient se placer une variété de variole hémorrhagique que nous avons observée à Aubervilliers et décrite sous le nom de *variole hémorrhagique cutanée*.

A. — Variole hémorrhagique d'emblée

L'*incubation* est plus courte que dans les formes communes de la variole et le stade d'*invasion*, dont la durée n'excède pas trois jours, se caractérise par des phénomènes morbides absolument spéciaux. Au milieu de tous les symptômes déjà énumérés, les rash et les hémorrhagies méritent de fixer notre attention.

Dès qu'ils apparaissent, les *rash* revêtent un caractère franchement hémorrhagique. Le plus souvent on a affaire à un rash *scarlatiniforme*, mais qui n'a plus la teinte rouge fraise qu'on

1. Dop. Diagnostic de la variole hémorrhagique. Th. de Paris, 1870.

observe dans les varioles communes. Au niveau des plis articulaires, on observe de larges plaques colorées en rouge sombre, sanguinolentes et semées de taches ecchymotiques bleuâtres et livides ; à la main la peau donne la sensation d'une chaleur âcre et mordicante. Dans certains cas, le rash se généralise au corps tout entier avec ses caractères hémorrhagiques, c'est alors un rash *astacoïde*.

En même temps que les rash, s'observent des hémorrhagies souvent très profuses, pouvant se produire par tous les orifices naturels : les plus fréquentes sont l'*ecchymose sous-conjonctivale* — qui, selon MM. Balzer et Dubreuilh, possède une valeur pronostique des plus graves — et l'*épistaxis*.

L'*ecchymose sous-conjonctivale* peut être oculaire ; elle envahit alors l'angle externe de l'œil sous la forme d'un petit foyer sanguin triangulaire, qui refoule en avant la conjonctive jusqu'au limbe de la cornée avec une telle énergie que la rupture en paraît imminente. Si la conjonctive palpébrale est atteinte en même temps, elle est soulevée par l'épanchement sanguin et les paupières, violettes, bouffies, œdématiées, boursouflées, donnent au malade un aspect repoussant.

Les *épistaxis* sont tellement fréquentes que Montefusco a pu dire qu'elles étaient les hémorrhagies le plus souvent observées dans la variole. Elles sont copieuses, répétées et se renouvellent avec une persistance tellement opiniâtre que souvent elles nécessitent le tamponnement des fosses nasales. Tantôt il s'écoule par les narines, plusieurs fois dans une même journée, un sang noir, liquide, abondant ; tantôt, et c'est le cas le plus fréquent,

un suintement incessant et minime maintient san-
guinolents le nez et la lèvre supérieure : dans ces
cas, l'épistaxis est antérieure, mais elle peut aussi
se faire par l'orifice postérieur des fosses nasales
et alors elle mélange son sang à celui qui peut
s'écouler des gencives ou de la voûte palatine.

Les hommes ont des *hématuries*, ils pissent du
sang pur ou mélangé avec leurs urines, qui dans
tous les cas exhalent une odeur fortement ammo-
niacale. Chez la femme, la *métrorrhagie* est la
règle, que la variole coïncide ou non avec l'époque
menstruelle; les pertes sont copieuses et persistantes, si bien que, pour les arrêter, le tamponnement vaginal devient quelquefois indispensable.

Les gencives, le voile du palais, la face interne
des joues peuvent être le point de départ de *sto-
matorrhagies* peu abondantes; c'est alors que la
muqueuse buccale est soulevée par de larges ecchymoses, dont la rupture permet l'écoulement du sang
extravasé; les gencives, au collet de leurs dents,
présentent des ecchymoses, qui semblent prêtes à
se rompre.

Les *hématémèses*, le *mélœna* sont d'observation
plus rare; on rencontre plus souvent des *hémoptysies*, elles sont particulièrement tenaces et se
produisent surtout chez les malades dont l'anxiété
respiratoire est très prononcée. Le sang rejeté est
plus foncé que dans les hémoptysies d'origine
tuberculeuse; il a sa source dans la muqueuse
bronchique ou dans celle du larynx, dont l'infiltration est quelquefois assez étendue pour amener
un œdème de la glotte; l'apoplexie pulmonaire
peut être la cause de ces expuitions sanglantes.

Dans ces conditions, l'état général du malade présente une extrême gravité ; la fièvre est vive, la température axillaire atteint et dépasse 40 degrés, le pouls est filiforme ; enfin une prédominance marquée des phénomènes nerveux donne à penser, comme l'a dit M. Barthélemy[1], que le virus variolique localise son action sur l'axe cérébro-spinal. Une dyspnée violente s'est emparée du malade, dont les mouvements respiratoires rappellent le rythme de Cheyne-Stokes ; une oppression croissante, une douleur sourde et persistante l'étreint dans la région sternale ; à cet ensemble de symptômes M. Cot[2] a donné le nom d'*anxiété péripneumonique*. Une angoisse précordiale plus ou moins vive accompagne les symptômes d'aortite que nous étudierons plus tard avec les complications. Ainsi s'écoulent les cinq ou six premiers jours de la maladie, et le varioleux, plongé dans un collapsus profond, succombe sous les coups redoublés de l'infection, avant d'avoir présenté le moindre signe éruptif.

B. — VARIOLE CONFLUENTE HÉMORRHAGIQUE

Dans cette forme, l'organisme lutte avec plus d'énergie contre le mal et, malgré les hémorrhagies, l'éruption s'accomplit, mais elle revêt des caractères spéciaux. Dès leur apparition, les vésico-pustules prennent une teinte ecchymotique, rappelant le pointillé du purpura ; sur le fond rouge-vineux des téguments se détachent de pe-

1. Th. de Paris, 1880.
2. Th. de Paris, 1870.

tites taches noires distendues par le sang; par place elles sont confluentes et tellement rapprochées les unes des autres que, réunies par leurs bords, elles forment de véritables ecchymoses. Celles-ci se développent surtout dans les régions du corps le plus habituellement soumises aux pressions extérieures, ainsi elles apparaissent ordinairement au niveau des ischions, de la face interne des genoux, de la région lombaire, etc. Dans certains cas l'éruption hémorrhagique, beaucoup plus discrète, rappelle les varioles cohérentes.

Quoi qu'il en soit, jamais les pustules n'arrivent à suppuration et, le plus souvent, au dixième jour de la maladie, le varioleux succombe d'infection, parce que son organisme épuisé n'oppose plus la moindre résistance.

C. — Variole hémorrhagique cutanée

Dans cette catégorie rentrent quelques formes de variole, qui présentent des hémorrhagies seulement dans leurs pustules.

Deux cas peuvent se présenter.

Une variole cohérente-confluente a fait son évolution suivant un mode très régulier, mais quand ses pustules arrivent à la période de dessiccation, elles sont le siège d'hémorrhagies, que M. Talamon a désignées sous le nom d'*hémorrhagies tertiaires*[1]. C'est aux doigts, à la paume des mains et à la plante des pieds que s'observent surtout ces petits écoulements sanguins, ils forment sous

---

1. *Méd. mod.*, 1890.

l'épiderme des ecchymoses qui, en se desséchant, produisent des eschares sèches et noirâtres, destinées plus tard à se détacher par lambeaux sans laisser de cicatrices déformantes.

La transformation hémorrhagique de l'éruption peut se faire avant la suppuration, on se trouve alors en présence d'une variole absolument spéciale qui : 1º ne s'accompagne pas d'hémorrhagies se faisant jour par les orifices naturels; 2º n'est hémorrhagique que dans ses pustules; 3º guérit toujours[1].

Dès son début, cette variole évolue comme si elle devait avoir une intensité moyenne, puis, au moment de l'éruption, ses vésico-pustules au lieu d'aboutir à la suppuration, se remplissent de sang. En quelques jours elles se dessèchent, leur desquamation se fait comme en masse et la peau dépouillée ne présente ni taches pigmentaires, ni cicatrices d'aucune sorte; les pustules n'ont pas été infectées secondairement, elles n'ont pas suppuré.

A l'hôpital d'Aubervilliers, nous avons observé cette évolution chez trois malades; il s'agit là, croyons-nous, de varioles qui avortent ou du moins sont atténuées par l'immunité vaccinale.

VARIOLES MODIFIÉES

Les modifications, que peut subir une variole, dépendent non seulement de l'immunité vaccinale, mais encore de certaines conditions physiologiques qui mettent les sujets atteints hors la loi géné-

---

1. GRANDMAISON (DE). *Arch. générales de médecine*, 1888.

rale ; c'est pourquoi dans ce chapitre, nous traite-
rons non seulement des varioloïdes, mais encore
des varioles qui se développent chez la femme
enceinte et chez les fœtus.

A. — Varioloïdes (varioles frustes)

Il n'est peut-être pas, dans la linguistique médicale, de terme qui ait subi des interprétations aussi
nombreuses et aussi dissemblables que le mot *varioloïde*. Pris dans son sens étymologique absolu, il
indique un état pathologique qui ressemble à la variole, mais n'est pas cette maladie ; tout autre est
cependant le sens que lui ont attribué les médecins.
Les Anglais appellent varioloïdes les varioles qui
évoluent chez les sujets vaccinés, tout en présentant
des degrés de gravité très variables ; Trousseau
admettait la même interprétation, mais substituait
au qualificatif anglais celui de *varioles modifiées*.
Malgré tout, cette manière de voir était fausse, il
existait des varioles atténuées avant la découverte
de Jenner, ainsi qu'on peut s'en convaincre par les
descriptions cliniques des anciens auteurs.

Avec Kassowitz et Hébra, Kaposi[1] désigne sous
le nom de varioloïde les formes légères de la
variole, celles qui évoluent complètement en trois
ou quatre semaines. Cette interprétation est incontestablement la plus vraisemblable ; malheureusement le même auteur n'écarte pas toute idée de
confusion car, au-dessous de la varioloïde, il admet
une forme de variole encore plus légère — la *vari-*

1. Maladies de la peau, traduction de MM. Besnier et
Dayon.

celle — qui évolue en quatorze jours. Chacun sait aujourd'hui qu'en clinique infantile on désigne sous le nom de varicelle une maladie contagieuse, épidémique, à éruption bulleuse, sans aucune gravité et absolument indépendante de la variole.

Toutes ces discussions de mots, comme l'a très bien dit M. Talamon[1], sont bonnes tout au plus à obscurcir nos idées cliniques; il est donc préférable de supprimer définitivement de la nomenclature médicale le mot « *varioloïde* » et de lui substituer l'expression « *formes légères de la variole* ». Le terme de *varioles frustes*, préconisé par M. Coste[2], indique peut-être d'une façon plus précise encore que l'évolution clinique est incomplète. Dans ces formes, en effet, les symptômes généraux, les différentes phases de la manifestation éruptive peuvent subir des modifications; mais la maladie conserve toujours un caractère de grande bénignité.

Le processus éruptif n'offre jamais une marche bien régulière, la suppuration s'observe très exceptionnellement et, avant qu'elle ait apparu, les vésico-pustules, déjà affaissées, ont avorté. Dans ces conditions, l'éruption peut rappeler une poussée de varicelle — *forme vésiculeuse* —, une sortie de sudamina — *forme miliaire* —; mais là ne s'arrêtent pas les caprices de la manifestation cutanée. Les vésico-pustules, après avoir évolué régulièrement, subissent quelquefois un arrêt dans leurs transformations régulières; à leur place se développent souvent de petits bourgeons charnus durs et résistants, elles ont alors subi l'*avortement*

---

1. *Médecine moderne*, 1890.
2. *Revue de médecine*, 1892.

papuleux (Talamon), c'est la varioloïde *verruqueuse* (Curschmann). Enfin le sang peut s'épan-
cher dans les vésicules qui s'affaissent, se recouvrent de croûtes noirâtres, et desquament très
rapidement, on a affaire avec une *variole hémorrhagique fruste.*

Il est même des cas où l'éruption vésico-pustuleuse semble manquer complètement, d'où l'épithète *variola sine variolis* donnée à ces formes
de variole. D'après M. Coste[1], dans ces formes
frustes, l'éruption ne fait jamais défaut, mais elle
est représentée par des boutons si disséminés et si
peu nombreux qu'ils peuvent passer inaperçus; en
les cherchant on finit par les trouver, et ils ont des
caractères aussi tranchés que ceux des varioles
communes.

L'évolution de la maladie, la succession de ses
différentes périodes, subissent encore des modifications plus profondes que le processus éruptif.
Tandis que l'invasion se prolonge et peut durer
plus de huit jours, le stade de suppuration ou
manque complètement ou, quand il existe, est
marqué par un très léger mouvement fébrile, qui ne
dure pas plus de cinq à vingt heures. Enfin, la dessiccation et la desquamation s'accomplissent avec
une rapidité telle que la durée totale d'une variole
fruste ne dépasse pas en général quatorze jours.

B. — Variole chez la femme enceinte

Au cours de cette étude, nous avons souvent dit

1. Assoc. pour l'avancement des Sciences. Session de
Marseille, sept. 91.

que la femme était plus particulièrement éprouvée, dans ses organes génitaux, par l'infection variolique. Dans les formes discrètes, on observe toujours, dès le début, des ménorrhagies, véritables épistaxis utérines, comparables à celles qui accompagnent les prodromes d'une fièvre typhoïde; dans les formes hémorrhagiques, nous avons aussi signalé des hémorrhagies abondantes et souvent très tenaces. Cette susceptibilité de l'utérus nous permet de concevoir quels doivent être les dangers que fait courir à la femme une variole évoluant pendant la grossesse.

D'après M. Barthélemy[1], la femme grosse ne fait pas nécessairement une variole plus sérieuse que les autres malades, mais quand elle est victime d'une forme grave, son état doit inspirer au médecin les plus grandes inquiétudes : l'avortement, la mort du fœtus, le décès possible de la mère suffisent à assombrir le pronostic de la maladie.

Sauf quelques cas très exceptionnels, où les varioles sont très légères, la femme enceinte avorte régulièrement. Tant que l'avortement ne s'est pas produit, l'infection suit une évolution normale; mais dès qu'il est accompli, des modifications se produisent immédiatement dans les pustules, comme l'a très bien remarqué M. Cot[2]. Il n'est pas rare de voir des ecchymoses et des suffusions sanguines envahir alors la peau et les muqueuses, en même temps que l'éruption prend les caractères du purpura.

L'avortement est généralement la conséquence

1. Organes génitaux et variole, *Ann. de gynécologie*, 1881.
2. Th. de Paris, 1870.

de la mort du fœtus. Dans un travail très consciencieux, M. Costet[1] s'est efforcé d'établir les causes de cette mort; il les classe en deux catégories : des causes *accessoires* telles que l'hypothermie, les altérations du sang, les hémorrhagies et une cause *principale*, la variolisation du fœtus.

Cette interprétation paraît être d'autant plus logique que, d'après M. Malvoz[2] l'infection maternelle peut se transmettre au fœtus à travers un placenta altéré; cette opinion doit cependant recevoir un léger correctif; d'après M. Auché (de Bordeaux[3]), en effet, le fœtus peut très bien succomber à une infection secondaire, le plus souvent streptococcienne. Quelle que soit sa cause productrice, la mort du fœtus précède toujours de quelques jours son expulsion, son état de macération en est une preuve.

A toutes les périodes de la variole, l'avortement peut se produire, mais c'est habituellement pendant la période d'éruption qu'on l'observe; on peut le voir survenir en pleine convalescence, témoin le fait rapporté par M. Arnaud[4]. Une femme enceinte était convalescente de variole, son état n'inspirait pas d'inquiétude, quand brusquement elle fut prise d'un grand frisson, d'un état général mauvais et de symptômes qui s'amendèrent rapidement; cinq jours après, elle expulsait un fœtus macéré.

Si la mort de l'enfant est la règle, celle de la mère s'observe aussi, mais moins fréquemment;

---

1. Th. de Paris, 1891.
2. *Annales de l'Institut Pasteur*, 1888.
3. Société de biologie.
4. *Gaz. des hôpitaux*, 1892.

d'après la statistique de M. Costet, la première s'observe 71 fois pour 100 et la seconde seulement dans 44 pour 100 des cas. C'est dans les varioles confluentes et hémorrhagiques que la femme succombe le plus souvent.

Telles sont les particularités qu'offre l'évolution clinique de la variole chez une femme enceinte; nous avions donc raison de dire qu'elle présente toujours une certaine gravité. Nous devons cependant rapporter ici l'opinion défendue par M. Richardière, opinion basée d'ailleurs sur des observations cliniques personnelles[1]. La variole ne serait pas nécessairement aggravée par la grossesse, et l'avortement serait bien plus souvent provoqué par l'état grave de la mère que par la variole du fœtus; c'est ainsi que M. Richardière vit surtout l'avortement se produire dans les varioles confluentes.

C. — VARIOLE FŒTALE

En étudiant tout à l'heure les causes de l'avortement, nous disions que le fœtus peut succomber à une infection secondaire ou bien à la variole même; la *variole fœtale* existe donc, et nous devons maintenant nous demander à quels signes caractéristiques on peut la reconnaître.

Dans de nombreux cas, elle ne laisse d'autres traces de son passage qu'une résistance absolue à l'inoculation vaccinale; mais ne voulant pas reprendre ici la discussion sur l'identité de la variole et de la vaccine, nous laisserons ces cas de côté, pour n'appeler l'attention du lecteur que sur des

1. *Union médicale*, 21 février 1893.

observations où la variole fœtale s'est manifestée par des signes extérieurs indiscutables et plus spécialement par des symptômes éruptifs. Les cas en sont épars dans la littérature médicale, il faut les rechercher avec soin, et la moisson est loin d'être fructueuse. Mlle Margoulieff[1] a eu la patience de recueillir ces documents pour en faire le sujet de sa thèse inaugurale. Une des observations les plus intéressantes est celle qui fut publiée en 1851 par Charcot[2] : un fœtus présentait sur le corps de nombreuses pustules varioliques, avec ulcération du derme, et deux petits ulcères de la muqueuse stomacale. Celle que rapporte Wurzuger[3] n'est pas moins curieuse : pendant une épidémie de variole, une femme bien portante donna le jour à un enfant couvert de pustules tendues et saillantes, gris-jaunâtres, correspondant en apparence au neuvième jour de l'éruption. D'autres faits ont été rapportés par MM. Vidal (de Grasse)[4], Brouardel[5], Chantreuil[6], Depaul et Budin[7], Blot[8], Devilliers[9] ; en réunissant tous ces documents, on arrive à pouvoir tracer une histoire clinique assez complète de la variole fœtale. Elle présente un certain nombre de particularités dans son évolution, dans son mode de contagion.

1. Th. de Paris, 1880.
2. Société de biologie, 1891.
3. *Allg. Méd. Contralztg*, 1868.
4. Acad. de méd., 1880.
5. Soc. méd. des hôp., 1870.
6. *Gaz. des hôpitaux*, 1870.
7. Acad. de méd., 1880.
8. Acad. de méd., 1880.
9. Acad. de méd., 1842.

Et tout d'abord son *incubation* est beaucoup
plus longue que celle des varioles de l'adulte, on
l'a vu se prolonger jusqu'à deux mois et plus (Margoulieff); mais c'est surtout son *éruption* qui présente des caractères un peu spéciaux. Baigné de
toutes parts par les eaux de l'amnios, le fœtus se
trouve soustrait au contact de l'air; aussi, loin
de s'accentuer surtout au visage et sur les extrémités, l'éruption se répand uniformément sur le
tronc et les autres parties du corps. Jamais d'ailleurs elle n'est très abondante, 20 à 50 boutons au
plus la caractérisent : ce sont tantôt des petites
papules rougeâtres, tantôt — et c'est le cas le plus
fréquent — la pustule est déjà formée, mais elle ne
suppure pas, parce que de même qu'il soustrait le
fœtus au contact de l'air, de même le liquide amnio-
tique le soustrait aux infections secondaires, en
écartant les microbes pyogènes. Au niveau des
pustules, l'épiderme est ramolli, grisâtre macéré; il
se détache sans laisser la moindre cicatrice; la couche de Malpighi est altérée comme chez l'adulte,
mais le corps papillaire est absolument intact.

Les détails objectifs n'avaient pas échappé à la
sagacité clinique de nos devanciers et, malgré qu'il
ne connût pas encore le mécanisme de la suppuration des pustules, Chaigneau[1] signalait avec la
plus grande précision les caractères de l'éruption
variolique chez le fœtus. Dans le processus éruptif
de la variole fœtale nous devons encore signaler
les petites ulcérations qui peuvent se former au
niveau de la muqueuse digestive, en des points

1. Th. de Paris, 1847.

qui, comme l'estomac et l'intestin grêle, ne sont pas habituellement ulcérés chez l'adulte.

La plupart du temps le fœtus succombe à l'infection variolique; rares, en effet, sont les observations où la mort n'est pas venue emporter le nouveau-né dans les deux ou trois jours qui ont suivi la naissance.

Dans tous les cas que nous venons de passer en revue, le fœtus s'est contaminé au sein même de la cavité utérine; mais il n'a pas été nécessairement conçu ou porté par une mère varioleuse. Plusieurs fois on a vu des femmes qui, sans être elles-mêmes contaminées, avaient donné le jour à des enfants varioleux, c'est ce que prouvent les observations de MM. Brouardel[1] et Noblet[2].

Le nouveau-né, enfin, peut naître avec une variole très légère et communiquer à une autre personne une variole grave; c'était le cas dans l'observation rapportée par M. Budin[3]. Une femme, atteinte de variole hémorrhagique, mit au monde un enfant qui, bien qu'ayant été vacciné avec succès, présenta, treize jours après sa naissance, une éruption de variole bénigne, guérit et cependant contamina un autre enfant qui, lui, fut atteint d'une variole grave.

IX. — COMPLICATIONS DE LA VARIOLE

La variole, maladie générale et infectieuse, se manifeste surtout cliniquement par des signes

1. *Loc. cit.*
2. *Arch. gén. de méd.*, 1838.
3. *Loc. cit.*

éruptifs; mais elle frappe tout l'organisme, comme on a pu s'en convaincre par l'étude des symptômes. Il n'est donc pas étonnant que, pendant la convalescence ou même au cours de l'évolution de la maladie, surviennent des complications plus ou moins graves, susceptibles d'interrompre brusquement la marche vers la guérison et pouvant par elles seules entraîner la mort du malade ou le laisser dans un état d'infirmité plus ou moins définitif. Toutes ne reconnaissent cependant pas la même origine pathogénique : les unes sont le résultat de l'infection variolique elle-même; les autres sont produites par des infections secondaires, développées au cours de l'affection primitive, qu'elles ont aggravée.

Pour procéder avec ordre dans cette étude, nous passerons successivement en revue les divers appareils, les divers systèmes.

A. — COMPLICATIONS NERVEUSES

Les complications nerveuses se montrent le plus souvent pendant la convalescence de la variole, sans avoir d'ailleurs le moindre rapport avec l'intensité de la maladie primitive; les plus graves s'observent quelquefois dans les varioles les plus légères. Parmi les troubles qui frappent le système nerveux central ou périphérique, les uns rappellent les paralysies d'origine cérébrale ou médullaire; les autres se rattachent plutôt à la névrite périphérique; il en est enfin qui, par la bizarrerie de leur marche ou de leur distribution, semblent être des manifestations de l'hystérie et même de la manie.

Les complications médullaires sont d'autant plus fréquentes que la moelle est toujours plus fortement atteinte par le virus variolique. Au premier rang se place la *paraplégie*; dans quelques cas on l'a vu suivre de très près l'apparition de la rachialgie, mais ordinairement c'est à la période de convalescence qu'elle apparaît avec ses symptômes les plus précis. Le plus souvent elle frappe seulement les membres inférieurs, et avec eux les réservoirs; c'était le cas dans les deux observations rapportées par Westphal[1]. La paraplégie se montra à la suite d'une variole très légère, chez un jeune homme de vingt-deux ans et, après une forme cohérente, chez un adulte de trente-deux ans : dans les deux cas, les membres inférieurs étaient inertes et impotents et il y avait incontinence des urines et des matières fécales. Ils moururent tous les deux et dans leur moelle Westphal trouva des petit foyers de ramollissement. D'habitude, les accidents sont moins graves et n'entraînent pas nécessairement la mort; la paraplégie est incomplète, les membres sont seulement paresseux, ils ne sont pas inertes.

Dans d'autres circonstances, la paralysie porte sur les membres supérieurs; il y a alors *paralysie brachiale*. Pendant notre séjour à l'hôpital temporaire d'Aubervillers, sous la direction de M. Brocq, nous avons recueilli une observation très nette de cette localisation. Une femme, convalescente de variole grave, fut prise subitement de paralysie dans les deux bras, en même temps qu'elle ressentait à leur niveau de très vives douleurs. Elle suc-

1. Berlin. Klinische Wochenschrift, 1872.

comba huit jours après aux progrès d'une cachexie rapide et, à son autopsie, nous pûmes constater, au niveau du renflement brachial, à la périphérie de la moelle, un petit foyer hémorrhagique, de la grosseur d'un pois, déjà en voie de ramollissement.

M. Gros[1] a rapporté une observation dans laquelle la paraplégie, complète et atteignant les quatre membres, avait revêtu les caractères d'une *paralysie ascendante aiguë*; elle concernait un jeune homme de vingt-huit ans qui, après une variole légère, fut pris de paralysie généralisée aux quatre membres et aux réservoirs. La forme *hémiplégique* peut enfin s'observer : M. Jaccoud[2] a rapporté l'histoire d'un gymnasiarque qu'une variole laissa hémiparétique des membres droits; cet état fut assez persistant pour qu'il dût renoncer au trapèze et se faire clown.

A côté de ces faits qui simulent les paralysies d'origine médullaire, il en est d'autres qui, par leurs symptômes, rappellent certaines myélites. Westphal a signalé des cas de *pseudo-tabes*; M. Quinquaud[3] en a recueilli plusieurs observations. Le même auteur signale, comme complication de la variole, la paralysie agitante; mais c'est encore la *sclérose en plaques* qui s'observe avec le plus de fréquence. Dans une clinique de M. le professeur Castan[4], on lit l'observation d'une jeune femme qui, à la suite d'une variole bénigne, présenta les symptômes suivants : tremblement, ataxie

---

1. *Alger médical*, 1883.
2. Cliniques médicales, 1884-1885.
3. L'encéphale, 1884.
4. *Montpellier médical*, 1890.

verbale, exagération des réflexes, contracture pa-
radoxale. L'an dernier, M. Sottas[1] a publié un fait
clinique de même genre chez un jeune homme de
dix-huit ans. Il serait facile de multiplier ces
exemples d'autant mieux que M. Marie[2] a démontré
que la sclérose en plaques était une complication
fréquente des maladies infectieuses et, tout particulièrement, de la variole. Quand on peut examiner
les moelles de tels malades, on y rencontre, avec
le microscope, des foyers où les cylindraxes détruits, la myéline dégénérée et fragmentée, les
gaines de Schwann épaissies font des tubes nerveux des organes absolument inutiles, étouffés
d'ailleurs par une abondance énorme de tissus
scléreux, qui rend la maladie incurable.

La cause productive de toutes ces lésions médullaires est difficile à interpréter; il est vraisemblable, comme l'a enseigné M. Castan[3], que la
moelle est directement touchée par le virus variolique, ou, s'il s'agit d'un microbe, par ses poisons
solubles. Cette hypothèse est d'autant plus vraisemblable qu'à la suite de la variole on peut rencontrer des paralysies qui rappellent celles de la
diphtérie; c'est ainsi que M. Combemale[4] rapporte l'observation suivante. Une jeune fille qui, à
l'occasion d'une variole bénigne, eut du délire
bruyant, présenta pendant la convalescence, de
la parésie de la paupière gauche, avec déviation
des lèvres et de la langue du même côté, et des

1. *Gaz. des hôpitaux*, 12 avril 1892.
2. *Revue de médecine*, 1883.
3. *Loc. cit.*
4. *Arch. gén. de méd.*, 1892.

troubles très marqués de la parole. Les troubles
du langage articulé sont d'ailleurs très fréquents
à la suite de la variole; ils sont alors dus le plus
souvent à de la *paralysie labioglossopharyngée*;
des exemples indiscutables en ont été rapportés par
M. Saint-Philippe[1], M. Quinquaud[2], MM. Whipam
et Myers[3]. Les observations de ces deux derniers
auteurs sont particulièrement intéressantes; la
première, parce que les troubles de la parole ont
duré cinq ans; la seconde, parce que chaque fois
qu'elle voulait prononcer un mot, la malade le
faisait avec une sorte d'explosion, rappelant la
manière de parler de certains bègues.

Jusqu'ici nous avons signalé des complications
portant sur l'axe cérébro-spinal, mais il est des cas
où le système nerveux périphérique, atteint par
l'infection variolique, réagit et l'on observe alors
les symptômes de *névrites périphériques*. Une des
observations les plus intéressantes est celle de
M. Joffroy[4] : à la suite de la variole, une malade
présenta de l'atrophie des muscles de l'épaule,
plus tard elle mourut et l'examen microscopique
révéla chez elle l'existence de lésions indiscutables
dans les ramifications nerveuses de la région; on
constata également des lésions musculaires qui
s'étaient produites secondairement. Dans l'observation de Vulpian[5] où, chez le même sujet, les
deux muscles deltoïdes furent paralysés et atro-

---

1. *Gaz. méd. de Bordeaux*, 1877.
2. *Loc. cit.*
3. *Sem. méd.*, 1890.
4. De la névrite parenchymateuse spontanée généralisée
ou partielle. *Arch. physiol.*, 1879.
5. *Arch. de physiol.*, 1873.

phiés, il s'agissait vraisemblablement d'une névrite périphérique, bien que la terminaison des
accidents fût la guérison. Leudet (de Rouen) a
également rapporté[1] des observations où la névrite
périphérique parut avoir déterminé des atrophies
musculaires.

Dans tous les exemples que nous venons de parcourir, il a toujours été possible de rapporter les
symptômes observés à des lésions organiques définies et précises; mais il est des cas où les complications nerveuses doivent être mises sur le
compte de la démence ou de l'hystérie, réveillées
ou influencées par la variole. Cette manière de
voir est basée sur des faits indiscutables rapportés
par MM. Quinquaud[2], Leudet[3], Gros[4], Kiernan[5], etc.

Les troubles nerveux peuvent revêtir la forme
de la *paralysie générale*, alors on voit des gens
actifs et intelligents devenir, après une variole,
paresseux et mélancoliques. D'autres convalescents ont des *hallucinations*, tel était le cas des
deux malades de M. Quinquaud : l'un, même
éveillé, voyait voler autour de lui des colombes,
se figurait être couvert sans cesse de fleurs;
l'autre, au contraire, se plaignait de voir devant
lui un mur, qui s'ouvrait continuellement pour
laisser sortir une légion d'hommes et de femmes
ayant un os de mort à la main. Tantôt enfin,
comme l'observe M. Gros, les malades présentent

---

1. *Arch. de méd.*, 1881.
2. *L'encéphale*, 1884.
3. *Arch. de méd.*, 1881.
4. *Alger médical*, 1883.
5. The amer. Jal. of hemology and psychiatry, 1884..

de l'excitation cérébrale qui se manifeste par un *délire maniaque bruyant*; tantôt, au contraire, ils ont plutôt de l'obnubilation intellectuelle qui se traduit cliniquement par de l'*hébétude* et de l'*aphasie*.

La sensibilité enfin peut être altérée, on peut rencontrer chez les malades de l'hyperesthésie ou de l'anesthésie sensitives, de l'insensibilité tactile; il existe, en un mot, toute une série de complications dans lesquelles les caprices de la symptomatologie, la soudaineté des accidents, les guérisons souvent miraculeuses permettent de reconnaître le cachet du tempérament neuropathique.

Dans tous les cas où les manifestations nerveuses sont bizarres et susceptibles d'une amélioration ultérieure, il est plausible de les interpréter comme des faits d'*hystérotraumatisme*, dans lesquels l'infection variolique joue par rapport au système nerveux le rôle d'agent provocateur. Cette manière de voir est corroborée par les travaux de notre ami G. Guinon. Cet auteur a montré, en effet, que les maladies infectieuses aiguës pouvaient déterminer l'apparition de symptômes hystériques; il cite à l'appui de son dire des observations où les troubles nerveux furent consécutifs à la scarlatine, à la fièvre typhoïde[1]. La nature même de la variole nous autorise donc à accepter la même interprétation pour les faits énoncés plus haut.

B. — Complications respiratoires

En étudiant le processus éruptif de la variole sur

1. Les agents provocateurs de l'hystérie. Th. de Paris, 18:9.

les muqueuses, nous avons vu qu'il n'était pas
rare de voir des pustules se développer au niveau
du larynx; la conséquence fatale de cette éven-
tualité, c'est la *laryngite variolique*. Elle peut être
précoce ou tardive, comme l'a fait remarquer depuis longtemps M. Louisel de Saulnay[1]; dans les
deux cas, la cause productive en est différente.

Précoce, la laryngite variolique est déterminée
par le gonflement inflammatoire, qui précède l'apparition des pustules : cliniquement elle se traduit
par la raucité de la voix, une assez grande difficulté d'inspiration, de la dysphagie et une asphyxie
imminente. Le plus souvent, en trois ou quatre
jours, les symptômes s'amendent, à moins que l'infiltration de la muqueuse laryngée ne prenne de
plus vastes proportions et n'aboutisse à la production d'un *œdème aigu de la glotte*, la mort est
d'autant plus sûre et d'autant plus rapide que le
malade est plus jeune et, par suite, a le larynx plus
étroit.

Beaucoup plus grave est la laryngite tardive,
presque toujours elle tue sa victime, ses manifestations d'ailleurs ont des caractères très variables.
C'est généralement le huitième ou le neuvième jour
de la maladie, quand les pustules commencent à
suppurer, qu'elle débute; les replis aryténo-épi-
glottiques, les cordes vocales se recouvrent de
véritables fausses membranes diphtéroïdes, qui
obstruent la glotte. Ces exsudats sont précisément constitués par les muqueuses détruites et
dilacérées sous l'influence de la suppuration, ils

1. Complications pulmonaires et laryngées de la variole.
Th. de Paris, 1870.

contiennent d'ailleurs dans leur épaisseur de nombreux microbes pyogènes et spécialement des streptocoques. Tourmenté par un besoin d'air qu'il ne peut satisfaire et ayant la sensation d'un corps étranger dans les voies aériennes, le malade fait de grands efforts et après un accès de toux, il arrive à rejeter quelques détritus membraneux ; c'est dans ces cas qu'on peut être obligé de recourir à une trachéotomie d'urgence, purement palliative d'ailleurs, car les bronches sont déjà infectées et nous verrons bientôt combien graves sont leurs lésions.

La suppuration achevée, le malade n'est pas encore à l'abri des complications laryngées ; il peut s'en produire encore pendant la dessiccation, et ce ne sont pas les moins graves. Elles sont, comme les précédentes, le fait d'infections secondaires, mais au lieu de revêtir la forme pseudo-membraneuse, elles constituent des collections purulentes plus ou moins volumineuses. On observe alors des *abcès péri et intra-laryngiens* qui peuvent s'ouvrir, soit dans les voies respiratoires, soit dans la cavité buccale ; ils sont souvent accompagnés par une nécrose des cartilages du larynx, qu'on retrouve sous forme de séquestres dans le pus collecté ou rejeté. En s'ouvrant, ces abcès peuvent devenir la source de complications broncho-pulmonaires très graves ; mais il est des cas où la guérison s'observe. Weinbehner — cité par MM. Balzer et Dubreuilh[1] — a rapporté une observation où le malade guérit, mais avec une sténose cicatricielle et

1. Nouveau dict. de méd. et de chir. pratiques.

définitive de la glotte et de tout le conduit laryn-
gien.

Les complications *broncho-pulmonaires* sont fréquentes; elles ont été étudiées par MM. Louisel de
Saulnay[1], Côt[2], Quinquaud[3], Joffroy[4], et son élève
Breynaert[5]; avant ces auteurs, elles avaient d'ailleurs été signalées par Grisolle, Parrot, Rilliet et
Barthez, Bouchut. Les manifestations éruptives se
produisent sur les grosses bronches et les divisions qui leur font immédiatement suite; les altérations lobulaires — tout en nous rendant compte
des phénomènes de congestion broncho-pulmonaire,
qui sont communs au début d'une variole même
d'intensité moyenne — expliquent également la
production facile des broncho-pneumonies, qui
sont toujours consécutives à des infections secondaires, selon M. Mosny[6].

D'après MM. Joffroy et Breynaert, la *broncho-
pneumonie variolique* s'observe dans la moitié des
cas où l'autopsie peut être faite. Toujours plus
intense dans le poumon droit si elle est double,
elle l'envahit de préférence, quand elle est uni-
latérale; anatomiquement, les noyaux qui la constituent sont confluents, rarement disséminés; à
l'œil on a l'impression d'une spléno-pneumonie.
Cliniquement sa marche est des plus insidieuses :
du sixième au neuvième jour de la maladie, elle
s'installe sans fracas; la dyspnée, déjà vive, ne

1. Th. Paris, 1870.
2. Th. Paris, 1870.
3. *Arch. de méd.*, 1870.
4. *Arch. de physiol.*, 1880.
5. Th. de Paris, 1880.
6. Th. de Paris, 1891.

s'accroît pas assez pour éveiller l'attention; la fièvre présente à peine quelques légères exacerbations, qui peuvent, à la rigueur, être mises sur le compte de la suppuration; seule, l'expectoration attire les regards du clinicien. Elle est caractérisée par des crachats nummulaires, muco-purulents, se séparant des détritus sanieux et plus liquides, qui proviennent de la desquamation buccale et remplissent abondamment le crachoir. La matité est très étendue, quand on percute le thorax; l'auscultation révèle un souffle doux, occupant la région moyenne du poumon et se terminant souvent par une bouffée de râles sous-crépitants. Ces broncho-pneumonies sont très tenaces, très irrégulières dans leur marche, quelquefois très longues dans leur durée. M. Breynaert a pu en suivre une pendant cinquante-deux jours; elles rappellent alors les broncho-pneumonies à marche subaiguë de l'enfance, sur lesquelles M. S. Simon[1], tout récemment encore, dans une de ses leçons cliniques, appelait l'attention de son auditoire.

D'après M. Cot[2], la *pneumonie lobaire* s'observerait surtout dans les varioles malignes, mais jamais elle ne se présente avec des caractères cliniques très francs : M. Joffroy[3] nie même son existence et la considère comme une broncho-pneumonie à noyaux très confluents. Il est cependant des cas où, à l'autopsie, dans les poumons on trouve des blocs de parenchyme envahis par l'hépatisation

---

1. Marche et étiol. de la broncho-pneumonie. *Méd. mod.,* 1893.
2. *Loc. cit.*
3. *Loc. cit.*

grise et susceptibles d'aboutir à la formation d'abcès pulmonaires.

La *gangrène du poumon* hâte quelquefois l'issue funeste d'une variole, enfin M. Louisel de Saulnay a signalé la possibilité des *embolies* et des *thromboses* pulmonaires.

A toutes les périodes de la variole peut survenir une *pleurésie*, ordinairement *métapneumonique*. Pour M. Quinquaud elle se produit surtout à la période de dessiccation; alors, la fièvre, qui avait fait sa défervescence, reparaît et la température axillaire s'élève à 39 degrés; une dyspnée légère se montre de nouveau; à l'auscultation, on entend du souffle et de l'égophonie, mais au palper les vibrations vocales ne sont pas diminuées. D'autres fois, la pleurésie s'installe plus insidieusement et ne peut être découverte qu'accidentellement ou par un examen approfondi et répété du malade.

Quand enfin le convalescent se cachectise, quand il a de l'œdème de la paroi thoracique, quand l'égophonie disparaît, quand la fièvre hectique s'établit, c'est que l'épanchement séreux est devenu purulent, la mort est sa conséquence presque fatale.

C. — COMPLICATIONS CARDIO-VASCULAIRES

[Dans le cours et pendant la convalescence de la variole l'appareil circulatoire peut être atteint par des complications d'intensité variable; elles ont été plus spécialement étudiées par MM. Quinquaud[1],

1. *Arch. de méd.*, 1870.

Desnos et Huchard[1], Hayem[2], Brouardel[3], Curschmann[4]; et dans l'étude que nous allons en faire,
nous nous inspirerons des travaux publiés par ces
différents auteurs.

La *myocardite varioleuse* mérite certainement
d'occuper la première place dans cette description,
c'est la plus grave et la plus mortelle de toutes les
complications; si l'on en croit MM. Desnos et Huchard, elle doit être considérée comme la cause la
plus fréquente de la mort dans les varioles confluentes. Elle est, en effet, l'apanage des varioles
graves et s'installe entre le sixième et le dixième
jour de leur évolution. Ses premiers symptômes
sont des phénomènes d'excitation cardiaque : le
choc précordial se ressent avec plus de violence,
les battements du cœur se précipitent et le malade
ressent de vives palpitations; mais rapidement les
battements cardiaques perdent de leur énergie, le
pouls devient oscillatoire et polychrote, le malade
éprouve de vives angoisses, il a des syncopes et
des lipothymies fréquentes; finalement tous les
signes cardiaques se réduisent, au palper, à une
faible ondulation qui donne la sensation d'un véritable *tremblement du cœur*.

L'auscultation révèle à la fin du premier temps
un *souffle doux, diffus, profond, transitoire* et *mi-
grateur*; tous ces caractères, il les doit à ce qu'il
est produit par une insuffisance fonctionnelle du
myocarde et non pas à une altération de l'endo-

1. *Union méd.*, 1870-71.
2. *Arch. de physiol.*, 1870.
3. *Arch. de méd.*, 1874.
4. V. Ziemssen's Handbuch, 1888.

carde, c'est donc un souffle myocardique, dont l'intensité décroît à mesure que la lésion s'aggrave.

Tous ces signes de la myocardite varioleuse trouvent leur explication dans les altérations profondes que subit la fibre musculaire cardiaque. Dès le début, quand chez le vivant on observe de l'excitation du cœur, le myocarde est vivement enflammé; ses fibres, au microscope, paraissent gonflées, irrégulières et sinueuses; mais bientôt leurs striations pâlissent, elles deviennent plus friables, des granulations les envahissent et, dans une dernière période, des éléments granulo-graisseux font perdre aux faisceaux musculaires toute espèce de cohésion et de résistance. Ces altérations sont assez profondes pour nous expliquer comment la mort subite peut emporter le malade; la syncope n'est pas d'ailleurs uniquement déterminée par la lésion cardiaque, elle peut être aussi la conséquence de l'anémie encéphalique et des troubles d'irrigation bulbaire, qui sont le corollaire indispensable du mauvais état de la circulation.

Dans les varioles discrètes, à leur période d'éruption, on observe plutôt des complications portant à la fois sur l'endocarde, le péricarde et l'endartère; elles sont si fréquentes, selon M. Brouardel, qu'on les observe dans le septième des cas et qu'elles font en quelque sorte, partie du processus de la variole; elles ont enfin un caractère bien important à connaître, c'est qu'elles disparaissent presque toujours pendant la convalescence de la variole. L'endocardite s'attaque exclusivement au cœur gauche et se traduit cliniquement par un souffle systolique de la pointe; dans

quelques cas, on entend un véritable piaulement,
c'est que l'endocardite est végétante (observation
de Curschmann). Chez certains malades, une
telle complication peut passer inaperçue; les
bruits du cœur sont sourds, la paroi thoracique
est soulevée par une légère voussure, c'est qu'un
épanchement péricardique s'est produit, dans certains cas même il est purulent. La péricardite
variolique est d'ailleurs presque toujours associée
à l'endocardite.

L'endartérite a son siège d'élection dans la
partie ascendante de la crosse aortique; elle est
généralement contemporaine des lésions endocar-
diques et reconnaît la même pathogénie. Anatomiquement elle se caractérise par des plaques
inflammatoires siégeant au voisinage des artères
coronnaires et dans la portion initiale du vaisseau; ce sont des surfaces irrégulières, mamelonnées, imbibées par la matière colorante du sang,
dans lesquelles le microscope révèle la présence
de nombreuses cellules embryonnaires et d'éléments
fusiformes. Cliniquement l'aortite et l'endocardite
confondent leurs symptômes révélateurs; cependant, en introduisant le doigt derrière la fourchette
sternale, il est souvent facile de percevoir la portion
transversale de la crosse aortique, qui paraît
augmentée de volume et qu'animent des battements artériels exagérés[1].

La *plegmatia alba dolens* s'observe rarement, c'est
une complication de la convalescence; M. Balzer[2]
en a signalé une observation intéressante, qui mit

1. *Arch. de méd.*, 1888 (DE GRANDMAISON).
2. Nouveau dict. de méd. et chir. prat.

deux mois à guérir définitivement. Elle rentre vraisemblablement dans la catégorie des phlébites infectieuses secondaires, constatées souvent chez les cachectiques[1]. De même les ecchymoses sous-cutanées, qui souvent apparaissent chez les varioleux convalescents, tiennent bien moins à la malignité de l'infection qu'à la cachexie profonde dans laquelle sont plongés les malades.

D. — COMPLICATIONS DIGESTIVES

Dans les complications qui frappent l'appareil digestif, la virulence du poison morbide est loin d'avoir une aussi grande importance que les altérations mécaniques résultant du processus éruptif lui-même; aussi les complications ne s'observent guère avant la période d'éruption. C'est ainsi que, dans le cas où les vésico-pustules se sont développées très nombreuses sur la muqueuse buccale, il peut se produire une véritable glossite aiguë, qui rend la déglutition impossible; d'autres fois, le voile du palais, le pharynx peuvent devenir le siège de sphacèles, de gangrènes, dus à des affections secondaires qui trouvent dans des altérations locales et postéruptives des muqueuses un excellent terrain de développement. Ce genre de complications, pour s'observer rarement, n'est pas exceptionnel; Leudet[2] a rapporté deux cas de gangrène de la bouche.

A la catégorie des infections secondaires appartient également toute une série de complications, rangées jadis parmi les phénomènes critiques et

1. VAQUEZ. La trombose cachectique. Th. de Paris, 1890.
2. LEUDET. *Loc. cit.*

que, de nos jours, on considère avec juste raison comme la conséquence du développement et de la multiplication de microbes pyogènes, qui dans l'organisme débilité du varioleux trouvent un bon terrain de culture : tels sont les abcès péripharyngiens, les amygdalites phlegmoneuses, les parotidites suppurées. Ces complications sont d'autant plus graves qu'elles vident souvent leur contenu dans les voies respiratoires et déterminent des accidents mortels.

Enfin la variole laisse souvent persister à sa suite des diarrhées séreuses abondantes, manifestations cliniques de colites ulcéreuses qui, pour être rares, n'en sont pas moins graves.

E. — COMPLICATIONS GÉNITO-URINAIRES

L'hématurie, comme nous l'avons vu, doit prendre place parmi les symptômes de la variole hémorrhagique; mais le rein n'est pas seulement frappé dans cette forme; il peut l'être dans les varioles communes, on se trouve alors en présence d'une complication grave, l'*albuminurie*.

M. Albert Robin, dans sa communication sur l'urologie clinique de la variole[1], distingue quatre variétés d'albuminurie.

1° L'*albuminurie prévariolique*; toujours grave, surtout si elle coïncide avec la présence de cylindres graisseux dans les urines;

2° L'*albuminurie transitoire*; elle apparaît au début de l'éruption ou au moment de la suppuration;

3° L'*albuminurie abondante*; qu'on constate à un

1. *Bull. de l'Acad. de méd.*, 1888.

moment quelconque de la période aiguë de la variole ;

4° L'*albuminurie de la convalescence* ; elle présente deux variétés : ou bien elle se montre en même temps qu'une poussée fébrile, annonçant l'éclosion d'une complication tardive ; ou bien elle est liée à l'existence d'une néphrite variolique.

Ces quatre sortes d'albuminurie n'ont ni la même gravité, ni la même valeur clinique ; les albuminuries transitoires de la convalescence, de l'éruption et de la suppuration n'ont généralement pas de gravité, elles peuvent même disparaître complètement ; les autres, au contraire, sont sérieuses et indiquent une altération profonde et plus ou moins étendue du rein ; dans ce dernier cas, il y a néphrite et les épithéliums rénaux sont touchés. Weigert considérait que les cellules épithéliales des tubes uriniferes sont atteintes de nécrose de coagulation ; M. Renault[1] décrit une sorte d'œdème congestif, qui atteint l'organe par points disséminés, et aboutit à la formation d'un œdème aigu, entravant momentanément la fonction urinaire. Cet œdème est-il passager ? à sa disparition il y a restitution *ad integrum* et l'albuminurie disparaît ; persiste-t-il ? les épithéliums s'altèrent, le tissu conjonctif est envahi, il s'établit une néphrite diffuse, définitive, qui suivra désormais son évolution fatale et, comme l'ont dit MM. Talamon et Lecorché[2], aboutira au mal de Bright.

Les auteurs sont tous d'accord aujourd'hui pour admettre que l'albuminurie variolique est d'origine

---

1. Note de M. Robin.
3. Traité de l'albuminurie, 1888.

parasitaire; mais d'autres causes peuvent également entrer en jeu. M. Gaucher[1] attribue l'albuminurie à trois ordres de causes : 1º les troubles de l'innervation cutanée; 2º la résorption des produits septiques; 3º les modifications de l'hématose. Selon M. Quinquaud[2], l'albuminurie serait surtout fréquente chez les alcooliques; cet auteur fournit même la statistique suivante : en 1870, à l'hôpital de la Pitié, sur 40 varioleux alcooliques, 36 eurent de l'albuminurie et 25 succombèrent; sur 35 autres malades non alcooliques, 5 seulement furent albuminuriques. Dans ces observations, il y a certainement plus qu'une simple coïncidence et il est permis de penser, avec M. Lassaigne[3], que chez les alcooliques la variole est susceptible de réveiller quelques altérations viscérales jusque-là demeurées latentes.

Les conséquences cliniques de ces néphrites varioliques sont faciles à prévoir : ou bien elles sont immédiates et alors le plus souvent mortelles, le malade est emporté par une attaque d'urémie aiguë; il peut encore vers le vingtième ou le trentième jour de sa variole être atteint d'anasarque généralisée (Leudet); ou bien les conséquences de l'affection rénale sont plus tardives, et à la néphrite diffuse aiguë de la variole succède un mal de Bright chronique.

Chez l'homme, les organes génitaux peuvent devenir le siège de complications; la confluence du processus éruptif et les infections secondaires

---

1. Pathogénie des néphrites. Th. agrég. 1886.
2. *Arch. de méd.*, 1878.
3. Th. de Paris, 1870.

peuvent entraîner des sphacèles du scrotum et du
fourreau de la verge, de la *balanite* : mais nous
devons surtout nous arrêter à l'étude de l'*orchite
varioleuse*. Selon M. Barthélemy[1], c'est un accident
relativement rare, mais qu'il faut rechercher avec
d'autant plus de soin et de persévérance que le
gonflement inflammatoire des bourses et l'empâtement sous-cutané rendent très difficile l'explora-
tion des glandes séminales; on peut enfin rencontrer une autre cause d'erreur dans un léger
épanchement vaginal, mais la vaginalite est généralement consécutive à l'altération testiculaire.
C'est en effet le testicule qu'atteint surtout l'orchite variolique, il devient dur, douloureux, tendu,
et quelquefois en même temps on constate de la
parotidite ou des oreillons. M. Quinquaud[2] a constaté que l'épididyme aussi pouvait être atteint;
M. Chiari[3] enfin considère qu'au cours de la
variole l'inflammation testiculaire est plus fréquente qu'on ne pense et s'observe dans les trois
quarts des cas suivis de mort : il se forme, au sein
du parenchyme, de petits foyers inflammatoires,
qu'on peut sentir à travers les bourses et dont
l'auteur a même décrit la structure histologique.
Ces noyaux d'inflammation contiennent trois
couches : 1° une zone centrale ou de nécrose;
2° une zone moyenne, caractérisée par de l'infiltration cellulaire; 3° une zone d'exsudation.

La femme n'est pas à l'abri de complications géni-
tales; elles peuvent même revêtir chez elle un

1. Organes génitaux et variole. *Ann. de gynécologie*, 1881.
2. *Arch. de méd.*, 1870.
3. Congrès de Prague, 1889.

caractère tout spécial de gravité. Sous l'influence
du processus éruptif, au niveau des grandes lèvres,
il peut se développer un œdème considérable dont
le terme est un sphacèle de la vulve; M. Hérard[1]
en a rapporté un cas très net, qui se rapproche
absolument d'un cas que nous avons nous-même
observé à Aubervilliers et qui s'est terminé par une
sténose cicatricielle de l'orifice vaginal. Le vagin
et l'utérus ne sont pas le siège de lésions qu'il faille
signaler; mais l'*ovarite variolique* existe, il est
même des cas où elle comporte un pronostic très
grave.

Béraud avait déjà signalé cette complication;
M. Hervieux[2] en a rapporté deux cas précis, et tout
récemment M. Auché (de Bordeaux[3]) nous en a
fourni deux nouvelles et très intéressantes observations. S'il est juste de dire que les ovarites varioliques ne se traduisent pas cliniquement par des
symptômes très précis, il est aussi juste d'ajouter
qu'aux autopsies, elles constituent des lésions absolument indiscutables. Dans ces conditions, l'ovaire
peut présenter deux sortes d'inflammation : ou bien
il est rempli de sang, sans présenter la moindre
trace de pus, c'est une ovarite *hémorrhagique*, due
à l'infection variolique elle-même; ou bien il est
gorgé de pus, c'est une ovarite *suppurée*. Elle est
plus fréquente et se produit à une époque avancée
de la variole, pendant la suppuration; d'après les
recherches de M. Auché, elle doit être attribuée à
des infections secondaires, dont les agents — strep-

1. *Soc. méd. des hôp.*, 1870.
2. *Gaz. des hôp.*, 1864.
3. Soc. de biologie, 1893.

tocoques et staphylocoques — pénètrent par la voie sanguine. De telles suppurations ovariennes sont très graves, elles peuvent produire des péritonites purulentes suraiguës qui tuent rapidement. M. Gascuel[1] prétend que dans certains cas, les complications péritonéales sont consécutives à des lymphangites périutérines, mais il ne cite pas de fait anatomique à l'appui de son hypothèse.

F. — Complications portant sur l'appareil locomoteur

Les différentes parties du système locomoteur — muscles, articulations, squelette — peuvent être frappées au cours d'une variole. Ces complications n'empruntent pas d'ailleurs à la maladie première des caractères bien tranchés; elles sont bien plutôt le fait d'infections secondaires ou le résultat de la cachexie du malade.

Tel est le cas des *myosites* varioliques, sur lesquelles M. Hayem[2] a attiré l'attention des médecins; elles sont absolument analogues aux lésions musculaires que Zenker[3] a décrites après la fièvre typhoïde, elles ont été également étudiées par M. Quinquaud[4]. Nous avons déjà entretenu le lecteur des lésions musculaires (voir Anatomie pathologique); il ne nous reste plus qu'à étudier leurs manifestations cliniques.

Les myosites varioliques respectent générale-

1. De la péritonite puerpérale comme complication de la variole. Th. de Montpellier, 1888.
2. Myosites symptomatiques. *Arch. physiol.*, 1870.
3. Uber die Veraenderungen der willkürlicher Muskeln in Typhus Abdominalis. Leipsig, 1864.
4. *Arch. de méd.*, 1870.

ment le tronc, pour frapper surtout les membres. Elles apparaissent pendant la convalescence des varioles graves, confluentes ou hémorrhagiques, et se caractérisent dès le début par une sensation de brisure générale des membres, par de l'endolorissement des masses musculaires, si bien que le moindre attouchement arrache au malade des cris de douleur.

Il devient inhabile à marcher, à saisir les objets qui l'entourent, il a des raideurs dans tous ses mouvements; enfin il n'est pas rare de voir se développer, sur le trajet des membres, des tuméfactions fluctuantes, douloureuses, profondes, pour l'incision desquelles il faut conduire le bistouri jusqu'aux aponévroses d'enveloppe des muscles; on obtient alors, en les ouvrant, un liquide noirâtre épais, c'est un foyer d'hémorrhagie intramusculaire.

Les complications *articulaires* peuvent revêtir deux formes principales; tantôt elles rappellent par leurs symptômes les arthropathies rhumatismales; tantôt, ce sont des arthrites suppurées. Dans le premier cas, il s'agit, d'après M. Bourcy[1], d'un pseudo-rhumatisme infectieux, évoluant, au cours ou au déclin de la variole, sans élévation de température; souvent très douloureux, mais erratique, très mobile dans ses localisations, il est de courte durée, n'est pas influencé par le salicylate de soude et ne laisse pas à sa suite de désordres articulaires graves.

L'arthrite suppurée, étudiée il y a quelques années encore par M. de Lapersonne[2], rentre dans la

1. Th. de Paris, 1883.
2. Th. agrégation, 1886.

catégorie des accidents pyohémiques, si fréquents pendant la variole; elle peut guérir, mais entraîne parfois de vastes suppurations osseuses, de véritables ostéomyélites.

En 1888, M. Barié[1] appela l'attention sur une complication, qui n'avait pas été signalée jusqu'alors, la *périostite varioleuse*. Elle est souvent prise pour du rhumatisme infectieux, d'autant plus qu'elle occupe presque exclusivement la dyaphyse des os longs. Une douleur vive, localisée, s'exagérant par la pression, et un gonflement plus ou moins considérable, tels sont ses deux principaux symptômes : elle suppure rarement, récidive assez facilement et se termine quelquefois par la production de périostoses.

G. — COMPLICATIONS SENSORIELLES

En étudiant le processus éruptif de la variole, nous avons vu que les vésico-pustules étaient souvent confluentes au niveau de l'œil et des paupières; aussi, à travers les étapes successives de leurs transformations, sont-elles capables de déterminer des complications oculaires d'autant plus graves qu'elles entraînent en totalité ou en partie la perte de la vue. Les cas de cécité incomplète ou absolue sont fréquents; il est facile de s'en convaincre par la statistique suivante qu'a publiée M. Chenu[2]. En 1870-71, sur 19 000 soldats et officiers français qui sont devenus invalides des suites de blessures ou de maladies, 95 hommes ont dû leur infirmité aux

1. *Soc. méd. des hôp.*, 1888.
2. *Sem. méd.*, 1884.

complications de la variole. Les accidents se décomposent de la manière suivante :

Cécité absolue. 28
Perte d'un œil et affaiblissement de la
  vision du côté opposé 8
Perte de l'œil droit. 55
Perte de l'œil gauche. 14
Affaiblissement de la vue d'un seul côté 3
Autres troubles fonctionnels consécutifs
  à la variole 9
                              Total   95

Ce tableau statistique nous prouve, d'une manière absolument certaine, que des complications varioliques, celles qui atteignent la vision sont de beaucoup les plus fréquentes.

En effet, la *conjonctivite* est la règle, les *iritis* et les *kératites* s'observent fréquemment et laissent souvent comme traces de leur passage des taies ineffaçables ; les enfants eux-mêmes peuvent présenter des atrophies de l'œil à la suite d'une variole congénitale [1] : enfin au moment de la suppuration, des phlegmons de l'œil, en se développant, deviennent la source de douleurs intolérables et nécessitent l'intervention du bistouri.

Les voies lacrymales, infectées, sont parfois le siège de *dacryocystites* graves ; les paupières, gonflées démesurément au moment de l'éruption, manifestent des tendances à se sphacéler, à suppurer, et alors même que le globe oculaire demeure intact, il est encore impropre à fonctionner, puis-

------

1. Soc. de chirurgie, 1871.

que dans ses mouvements il est bridé par des adhérences ou des cicatrices vicieuses.

L'oreille elle-même peut subir le contre-coup de l'infection variolique; l'éruption pustuleuse, qui se fait soit dans le conduit auditif externe, soit au niveau de l'orifice de la trompe d'Eustache, devient aisément le point de départ de suppurations qui envahissent l'oreille moyenne ou déterminent ultérieurement des abcès dans les cellules mastoïdiennes.

H. — Complications cutanées

Les complications cutanées s'observent surtout, dans la variole, à partir de la période de dessiccation, et elles peuvent prolonger très longtemps la convalescence; elles sont de deux sortes, *abcès* ou *gangrènes*. Dans la thèse inaugurale de M. Castaing[1], on trouve une étude clinique très sérieuse de ces complications; plus récemment MM. Combemale et Marivint[2] ont établi, par des recherches bactériologiques, que les abcès consécutifs à la variole étaient surtout le résultat d'infections secondaires, produites par des staphylocoques de toutes formes.

Les *abcès* sont d'autant plus nombreux que la variole a été plus grave et que sa période de suppuration a été plus longue. Ils peuvent se développer sur toutes les parties du corps, mais ils occupent surtout les points le plus habituellement soumis aux pressions extérieures, par exemple : la région fessière, le mollet, la face externe de la

1. Th. de Paris, 1888.
2. *Bull. méd. du Nord*, 27 mai 1892.

jambe. Quelle que soit la place à laquelle ils évoluent, ces abcès peuvent acquérir des dimensions
très variées ; les uns, volumineux, occupent presque
tout un segment de membre, les autres n'atteignent
pas même les dimensions d'un furoncle.

Dans certains cas, ces abcès, très nombreux sur
un même sujet, sont reliés entre eux par des traî-
nées lymphangitiques, et l'on peut alors voir suppurer les ganglions, qui reçoivent les lymphatiques
enflammés. Il est des circonstances dans lesquelles
l'inflammation du tissu cellulaire sous-cutané
aboutit à la formation de phlegmons diffus. Toutes
ces complications sont d'autant plus graves que
les malades sont moins résistants, aussi les alcooliques et les vieillards sont beaucoup plus éprouvés que les autres malades. La suppuration, dans
les abcès postvarioliques, n'est jamais franche, il
s'en écoule un liquide séreux, sanieux, contenant
de nombreux détritus conjonctifs gangrénés.

Le *sphacèle*, en effet, s'associe souvent aux collections purulentes et il n'est pas rare de voir ces
dernières s'ouvrir spontanément par la chute d'une
petite escharre cutanée. La gangrène peut être la
conséquence mécanique d'une pustulation abondante qui modifie complètement l'activité nutritive
du derme ; tandis que dans certains cas elle se
limite à la peau, d'autres fois elle envahit tout un
membre ou tout un segment de membre. Dans ce
dernier cas, il peut se produire des amputations
spontanées, absolument comme dans la gangrène
sénile ; c'est ainsi que Leudet[1] a rapporté un cas

1. *Arch. de méd.*, 1881.

de nécrose du gros orteil terminée par chute du doigt sphacélé.

D'autres fois la gangrène — surtout dans les varioles hémorrhagiques — donne lieu à la production d'escharres sacrées, qui paraissent plutôt rentrer dans la classe des troubles trophiques ; elles sont d'ailleurs précoces.

La peau peut encore être le siège d'autres complications ; Leudet a signalé un cas où les ongles des deux mains étaient atrophiés, c'est là certainement une complication rare. On peut observer encore des eczémas séborrhéiques très persistants de la face et du cuir chevelu, des poussées d'ecthyma, des furoncles, enfin de l'érysipèle, complication souvent mortelle.

X. — DIAGNOSTIC

Au premier abord, il semble que la variole est toujours facile à reconnaître ; et cependant la multiplicité des formes qu'elle revêt, les différences qu'elle présente dans son intensité au cours d'une même épidémie, les diverses étapes de son évolution sont autant de facteurs capable d'induire en erreur un clinicien ; pour toutes ces raisons, nous ne saurions donc formuler avec trop de soins les règles d'un diagnostic solide.

La maladie peut être méconnue, soit à son début, soit en pleine poussée éruptive ; il est enfin quelquefois utile de poser un diagnostic rétrospectif.

A. — Diagnostic de la variole au début

Les causes d'erreur sont différentes suivant que

les rash ont ou n'ont pas fait leur apparition. Avant qu'ils se soient produits et quand la variole ne présente encore aucun symptôme pathognomonique, le diagnostic offre les plus grandes difficultés.

Le frisson solennel, unique et prolongé du début, se retrouve avec les mêmes caractères de durée et de violence au commencement de la *pneumonie franche aiguë*. Le point de côté thoracique, la dyspnée, l'expectoration sanguinolente, les troubles respiratoires perçus par l'oreille, permettent bien d'éviter la confusion; mais ils n'existent pas d'une manière constante et, dans certains cas, le diagnostic doit être réservé jusqu'à ce qu'il se dégage lui-même de la marche ultérieure de la maladie.

La *fièvre typhoïde*, si variable dans ses allures, a pu être confondue avec une variole au début; mais sa courbe thermique s'élève progressivement avec des rémissions matinales régulières, les troubles digestifs y sont plus accentués et surtout la rachialgie manque.

Ce dernier symptôme lui-même — la rachialgie — expose à bien des méprises et simule quelquefois une *myélite suraiguë* ou les premières manifestations d'une *néphrite aiguë*; l'absence des troubles moteurs, dans le premier cas, le silence des fonctions urinaires, dans le second, lèvent les doutes et permettent d'écarter l'erreur.

Quand des frissons, petits et répétés au début d'une variole, donnent à penser qu'il s'agit d'un *point pleurétique* ou d'une *congestion pulmonaire*, les rash viennent assez vite, par leur apparition, dissiper les hésitations du médecin.

Dans quelques cas cependant, les rash eux-mêmes augmentent nos chances d'erreur; un rash morbilliforme, par exemple, fait croire au début d'une *rougeole :* examinez alors avec soin l'état du nez, des bronches et des conjonctives; si les phénomènes de catarrhe manquent, vous aurez le droit, avec une certitude presque absolue, de diagnostiquer une variole.

Parmi les fièvres éruptives la *scarlatine* est certainement celle qui prête le plus facilement aux méprises; en effet, le rash scarlatiniforme a le même siège, la même coloration, les mêmes caractères objectifs que l'éruption scarlatineuse. Il faut alors faire avec le plus grand soin l'examen de la gorge et, s'il existe une angine assez intense, occupant les piliers antérieurs du voile du palais et les amygdales, il faut penser à la scarlatine, dont la localisation pharyngienne est précoce, tandis qu'elle est plus tardive dans la variole. Il est cependant un cas où la confusion est presque fatale, c'est quand on a affaire avec une scarlatine hémorrhagique; dans cette occurence, le diagnostic ne s'établit que par l'évolution successive des symptômes.

Le rash *érysipélatiforme* rappelle l'érysipèle de la face d'autant plus facilement que la température périphérique atteint un très haut degré d'élévation. Malgré la bouffissure et la rougeur de la face, on évite l'erreur en se rappelant que, dans la variole, le menton est envahi par le rash et que le bourrelet et l'engorgement ganglionnaire de l'érysipèle font défaut.

Le *rash ortié* a de grandes ressemblances avec une poussée d'urticaire; mais le prurit n'existe pas dans la variole. Le *purpura hémorrhagique* enfin a plus d'un point de contact avec la variole du même nom ; dans les deux cas se produisent des hémorrhagies ; dans les deux cas, la peau peut présen-ter des pétéchies noirâtres ; mais, dans le purpura, les rash font défaut et de plus cette maladie se montre isolée et indépendante de tout état épidémique.

Citons enfin, pour mémoire et afin de nous conformer aux habitudes classiques, le *typhus exanthématique* et la *méningite cérébro-spinale*. S'il est vrai de dire que ces deux maladies ont, à leur début, quelque analogie avec la variole, il est juste d'ajouter que l'occasion de les prendre pour elle se présente rarement dans la pratique médicale.

B. — DIAGNOSTIC A LA PÉRIODE D'ÉRUPTION

Ce que nous avons dit des caractères de l'éruption variolique peut faire croire au lecteur que cette nouvelle étude est un hors-d'œuvre et du remplissage ; et cependant que d'erreurs ont été commises ! C'est qu'il y a tout un monde entre la variole atténuée la plus légère et la variole confluente la plus grave ; par suite, on trouve une foule d'intermédiaires aux formes décrites par les classiques, ce qui rend possible l'erreur, même au médecin le plus instruit. Dans ces cas-là, les formes atténuées et discrètes de la variole sont celles qui prêtent le mieux et le plus fréquemment aux erreurs cliniques ; si on veut bien se rappeler que les varioles les plus dangereuses ont souvent été occasionnées par le contact avec un malade très légèrement atteint, on s'expliquera la gravité de pareilles erreurs.

La *varicelle*, surtout chez l'enfant, peut être prise pour une variole très discrète. Dans les deux affections, la peau se recouvre d'une éruption vésiculeuse peu abondante, qui s'accompagne d'une réaction fébrile très modérée; les caractères objectifs de la vésicule sont les pivots du diagnostic. Dans la varicelle, l'éruption est constituée par des bulles hémisphériques, claires et transparentes, qui se troublent et se dessèchent ensuite, sans avoir jamais présenté, à aucun moment de leur évolution, la moindre trace d'*ombilication*, le signe caractéristique de la vésico-pustule variolique.

Les éruptions généralisées d'*herpès* s'observent rarement, leurs bulles ne sont pas ombiliquées, elles sont réunies par groupe et s'accompagnent d'angines dites herpétiques, caractérisées par une éruption vésiculeuse sur le voile du palais et par une dysphagie intense, qu'on ne retrouve pas dans la variole bénigne, où les muqueuses sont à peine touchées par le processus éruptif.

Quelques éruptions cutanées, telles que l'*acné varioliforme de Bazin*, l'*érythème papuleux*, l'*hydroa*, ont pu, dans quelques circonstances, être prises pour des poussées varioleuses très discrètes; mais ces erreurs sont rares, un peu d'attention les fait éviter.

A la suite de la *vaccination*, surviennent quelquefois des éruptions généralisées, que caractérisent des pustules ombiliquées; mais les symptômes généraux sont moins intenses que dans la variole, les rash précurseurs de l'éruption font le plus souvent défaut, enfin dans les points d'inoculation on a toujours des témoins précieux. C'est surtout en temps d'épidémie qu'une telle erreur pourrait être funeste, étant donnée la facilité de contagion de la variole.

C. — Diagnostic rétrospectif

Il est des circonstances où le médecin doit déclarer si un individu a ou n'a pas eu la variole, alors même que plusieurs années se sont écoulées. Ce diagnostic rétrospectif se pose facilement, quand on voit un de ces malheureux dont le visage grêlé est recouvert de cicatrices profondes et nombreuses; mais d'autres fois ces cicatrices sont rares et il faut porter toute son attention à les rechercher. Les renseignements commémoratifs, fournis par le malade, peuvent seuls éclairer le médecin; aussi doit-il s'assurer que les cicatrices ont succédé à des boutons qui ont évolué avec les symptômes ordinaires de la variole.

XI. — **PRONOSTIC**

Le pronostic de la variole est une question d'autant plus délicate à résoudre que les premiers symptômes de la maladie ne permettent pas toujours de dire quelle en sera la marche ultérieure. D'un autre côté, non seulement le médecin doit baser son appréciation sur l'évolution même de la maladie, mais il doit encore tenir compte de l'état de santé habituel, des vaccinations ou revaccinations, du milieu social de son malade. Pour procéder avec ordre, nous examinerons successivement l'importance qu'il convient d'attribuer : 1° aux vaccinations et revaccinations antérieures; 2° à l'état social du malade, à son âge, à sa santé habituelle; 5° à l'évolution même de la variole; 4° à la forme que revêt la maladie.

Nous dirons enfin quelques mots des rechutes, des récidives et des maladies qui peuvent être associées à la variole.

1° Valeur pronostique de la vaccination

La première question à poser près d'un varioleux est celle-ci : Le malade est-il vacciné? Le médecin ne se contentera pas d'ailleurs des simples renseignements oraux fournis par le patient ou par son entourage, il les contrôlera par l'examen direct des cicatrices vaccinales. C'est là une question capitale; si le malade n'a pas été vacciné, il y a gros à parier que la variole sera grave, mortelle peut-être. En 1880, les Esquimaux du Jardin d'Acclimatation succombèrent, surtout parce qu'ils n'avaient pas été vaccinés; pour les mêmes raisons, lors de la découverte de Christophe Colomb, les populations indigènes de l'Amérique furent décimées par le fléau. Chez nous d'ailleurs, aujourd'hui encore, en temps d'épidémies, les gens les plus éprouvés sont toujours ceux qui n'ont pas subi l'inoculation préventive.

Il faut s'enquérir, non seulement de l'existence des cicatrices, mais encore de leur nombre, de leur profondeur. Plus les cicatrices sont marquées, plus on a de chance d'avoir affaire à une variole légère. D'un autre côté, l'infection est d'autant moins portée à prendre un grand développement que les cicatrices sont plus nombreuses : avec quatre ou cinq marques cicatricielles, l'immunité est presque absolue. (Landrieux, Marson.)

L'époque à laquelle remonte la vaccination est encore un facteur qu'il ne faut pas négliger; le médecin réservera avec d'autant plus de soin son appréciation que la date de l'inoculation préventive est plus ancienne; il se rappellera qu'après quinze ou vingt ans, l'immunité vaccinale est généralement épuisée et il en déduira qu'une variole débutant dans ces conditions doit inspirer des inquiétudes.

Les meilleures preuves que l'on puisse donner de l'importance pronostique de la vaccination sont les chiffres suivants fournis par M. Wernick[1]. Pendant les années 1886, 1887, 1888, 1889, sur 100 000 décès la variole a déterminé :

En Allemagne, 0,46; en Angleterre, 2,72, en France 56,77; en Autriche 41,93; la vaccination n'est pas obligatoire dans ces deux derniers pays, mais elle l'est dans les deux premiers.

Au même titre que la vaccination, dans l'établissement d'un pronostic la revaccination a une importance de premier ordre. Quand un individu a été revacciné et surtout quand il a été revacciné avec succès, il a les plus grandes chances d'avoir une variole bénigne. Nous avons en France une preuve de ce fait : la variole est rare dans l'armée,

1. *Iahresberich üb. die Leistungen uud forsch. in der gesam. Med*

précisément parce que tous les jeunes soldats sont revaccinés à leur arrivée au corps. La statistique suivante, dressée par M. Bertillon[1], vient encore, à l'appui de ce fait, confirmer les résultats cités plus haut.

Dans les villes où la vaccination est obligatoire, pendant l'année 1886, la mortalité causée par la variole a été pour 100 000 habitants de :

1 à Londres, 2 à Édimbourg, 5 à Liverpool, 0 à Berlin.

Dans les villes où les mêmes précautions n'étaient pas de rigueur, la statistique fournit les chiffres suivants :

10 pour Paris, 128 pour Rome, 16 pour St-Pétersbourg, 16 pour Lauzanne, 27 pour Vienne, 59 pour Prague.

2° IMPORTANCE DE LA CONDITION SOCIALE, DE L'AGE, DE L'ÉTAT PATHOLOGIQUE, ETC.

L'âge est une des causes capables de modifier le plus profondément le pronostic de la variole. Cette maladie est toujours grave dans l'enfance, surtout chez les nouveau-nés et les enfants du premier âge, ils résistent d'autant moins qu'ils sont plus jeunes, et de plus on observe fréquemment chez eux des convulsions et du délire, accidents qui sont toujours d'un pronostic fâcheux ; s'ils n'ont pas été vaccinés, ils sont voués à une mort presque certaine. Nous avons déjà vu qu'en

1. *Revue d'hygiène et de police sanitaire*, 1887.

1870, d'après la statistique de M. Constantin Paul,
il mourait 70 pour 100 des enfants ayant moins de
dix ans, et 36 à 48 pour 100 de ceux n'ayant pas
encore accompli leur deuxième année[1]. Quand les
adultes sont atteints, l'infection joue le rôle pré-
pondérant et il est difficile de poser le pronostic
avant l'apparition des rash ou de l'éruption ; les
vieillards sont rarement victimes de la variole,
mais les allures particulièrement graves qu'elle revêt
chez eux doivent rendre le médecin très réservé.

La situation sociale des malades est encore un
facteur dont il faut tenir grand compte ; les
pauvres, les gens des classes laborieuses, que la
misère et les privations de toute nature ont épuisés ;
se trouvent dans des conditions de résistance plus
mauvaises que les gens des classes riches et aisées,
aussi, chez eux, faut-il savoir ne pas se hâter dans
ses prévisions.

Les alcooliques et les femmes enceintes sont certainement les plus éprouvés. L'alcoolisme prédis-
pose aux varioles graves et, plus spécialement, aux
formes hémorrhagiques ; dans la grossesse, la variole tue souvent la mère et presque toujours
l'enfant ; elle est même d'autant plus grave que la
période de gestation est plus avancée.

Un dernier renseignement se tire de l'état sanitaire du pays frappé par le fléau : dans les localités
où la variole règne endémiquement, la gravité est
moindre que dans les contrées où elle s'abat sous
la forme épidémique et décime les populations en
quelques semaines.

1. Soc. méd. des hôp., 1870.

5° Pronostic suivant les périodes de la maladie

Dès la période d'invasion, quand apparaissent les premiers symptômes, est-il possible de prévoir quelle sera l'issue de la maladie? Tant que les rash n'ont pas fait leur apparition, il est difficile de porter un pronostic ferme, l'intensité de la fièvre, la violence de la rachialgie, la fréquence des frissons, ne sont pas nécessairement en rapport avec la gravité ou la bénignité ultérieures de la variole. Très intenses souvent au début d'une forme bénigne, ces manifestations peuvent être très atténuées, quand elles précèdent une variole grave; mais les rash, au moment de leur apparition, fournissent un point d'appui solide. C'est ainsi que les rash ortié et morbilliforme feront penser à une variole discrète et bénigne; les rash scarlatiniforme et astacoïde annonceront généralement une variole grave, presque toujours confluente; s'ils sont érysipélatiformes ou hémorrhagiques, on devra les considérer comme avant-coureurs d'une variole hémorrhagique, à pronostic habituellement fatal.

Après les rash précurseurs, le processus éruptif fait son apparition : son abondance, sa marche, son aspect, peuvent encore aider le médecin à prévoir l'issue probable de la maladie. Dans les éruptions discrètes, on peut généralement porter un pronostic bénin, il doit être réservé avec une éruption cohérente et il devient fatal quand les pustules sont confluentes. Il faut aussi surveiller avec soin les organes splanchniques et se rappeler que certaines complications évoluant très rapidement peuvent hâter le mal; c'est particulièrement du côté du cœur et du côté de l'appareil respiratoire que doit être portée l'attention. La syncope et l'asphyxie sont, d'après M. Huchard[1], des causes fréquentes de mort dans la variole.

Quand la période de pustulation est accomplie, alors que s'établit la convalescence, il faut encore être prudent et ne pas se compromettre par une appréciation mal raisonnée ; sans entraîner la mort, certaines lésions peuvent s'attaquer à des organes importants comme l'œil ou l'oreille, ou bien la multiplicité des abcès cutanés et viscéraux peut devenir le point de départ d'accidents pyohémiques.

4° PRONOSTIC DES DIFFÉRENTES FORMES DE LA VARIOLE

Toutes les formes de la variole ne comportent pas un pronostic également sombre, et, comme l'a dit M. Huchard[2], la mort n'arrive pas toujours par le même mécanisme.

Les varioles frustes et légères guérissent spontanément ;

Les varioles discrètes ou moyennes guérissent habituellement, mais laissent souvent, pendant un certain temps, le malade affaibli par une convalescence longue ;

Les varioles cohérentes sont déjà plus graves, toutefois leur guérison n'est pas rare ; quand elles tuent c'est le plus souvent par asphyxie, alors que

1. *Arch. de méd.*, 1871.
2. *Arch. de méd.*, 1871.

les voies aériennes sont envahies par l'éruption pustuleuse ;

Les varioles confluentes primitives sont mortelles d'une manière presque constante. Elles cau-
sent la mort soit par myocardite, soit par septi-
cémie, soit par asphyxie ; mais, dans ce dernier cas,
l'asphyxie tient bien plus aux altérations profondes du sang qu'aux éruptions pustuleuses développées sur les voies aériennes ;

La variole hémorrhagique primitive est toujours
mortelle, elle emporte le malade dès le début de
son évolution, par l'intensité même de sa puissance
infectieuse ;

Les varioles hémorrhagiques secondaires tuent
le plus habituellement.

5° RECHUTES. — RÉCIDIVES. — ASSOCIATIONS MORBIDES

La variole n'est pas une maladie à rechutes,
mais elle peut très bien récidiver chez le même
individu. La récidive se produit généralement à
une période assez reculée de la première atteinte,
tel fut le cas de Louis XV, dont nous avons déjà
entretenu le lecteur au chapitre de l'Étiologie.
L'expérience et l'observation ont prouvé qu'une
première atteinte de variole confère, au même titre
que la vaccine, une immunité plus ou moins
durable ; la récidive aura des chances de se reproduire d'autant moins grandes que la première
maladie aura été plus grave et aura laissé des
traces plus profondes de son passage.

Nous arrivons maintenant à une série de ques-

tions très discutées et qui ne sont pas encore définitivement résolues. La variole peut-elle être associée à une autre maladie — générale ou éruptive
— qui la précède ou la suive? Quelle est alors
l'influence réciproque qu'elles exercent l'une sur
l'autre? Ces associations morbides favorisent-elles
le pronostic?

L'association de la scarlatine et de la variole a
été signalée par MM. Estore[1], Wolberg, Carles[2]
qui en a fait le sujet de sa thèse inaugurale : per-
sonnellement, nous n'avons jamais constaté cette
association à Aubervilliers, mais, d'après les auteurs
que nous venons de citer, elle semble très possible.
C'est généralement à la période de dessiccation
qu'on voit apparaître la scarlatine; dès lors les
symptômes de la variole diminuent, tandis que
ceux de la maladie surajoutée deviennent très
intenses; d'après M. Carles, quand de tels faits cliniques s'observent chez les enfants, il faut porter
un pronostic très sévère.

L'association de la rougeole et de la variole n'est
pas aussi certaine, il est même possible que les
observations, qui en ont été rapportées, soient le
résultat d'erreurs de diagnostic où on a pris un
rash morbilliforme pour une éruption rubéoli-
que.

La vaccine et la variole peuvent très bien évoluer
sur le même individu. Dans son travail, déjà cité,
M. Clérault[3] a conclu que la variole pouvait être
heureusement modifiée par la vaccine et qu'à son

1. *Montpellier médical*, 1890.
2. Th. de Paris, 1845.
3. *Loc. cit.*

tour elle pouvait modifier une éruption vaccinale;
MM. Dumas[1], Lévy[2], Juhel-Rénoy[3], ont cité des
observations où la variole et la vaccine ont évolué
simultanément. D'après le dernier de ces auteurs,
quand la vaccination évolue chez un varioleux,
c'est qu'elle a été pratiquée trop tard; d'un autre
côté la variole peut évoluer malgré la vaccination,
parce que l'immunité vaccinale ne commence que
huit jours après l'inoculation.

Les maladies de peau proprement dites s'asso-
cient quelquefois à la variole. A l'hôpital d'Aubervilliers, avec M. Muselier, nous avons suivi un
malade, atteint de dermatite exfoliatrice, qui ne
fut pas amélioré par une variole grave; l'ecthyma,
selon M. Ducastel[4], et le pemphigus, d'après
M. Rendu[5], compliquent souvent la variole pendant les périodes de suppuration et de convalescence. Il est permis d'admettre avec ce dernier
médecin que ces éruptions cutanées n'impriment
pas un cachet spécial à la variole, sont le résultat
d'infections secondaires produites au moment de
la suppuration et ne peuvent pas servir de base à
l'établissement d'un pronostic certain.

La tuberculose et la variole auraient l'une sur
l'autre une influence indiscutable; en effet, rappelant les opinions de MM. Joffroy et Landouzy, les
auteurs de l'article du Dictionnaire de Dechambre,
écrivent que : d'une part, les tuberculeux ont

---

1. Soc. de méd. et chir. prat. Montpellier, 1882.
2. *Bull. méd. d'Alger*, 1890.
3. Soc. méd. des hôp., 1895.
4. Soc. méd. des hôp., 1881.
5. Soc. méd. des hôp., 1881.

presque toujours des varioles très graves et que,
d'autre part, les cicatrices de la variole sont très
fréquentes chez les phtisiques. La conclusion naturelle de ces faits est que parmi les causes prédispo-
sant le plus l'organisme à recevoir le bacille tuberculeux et à favoriser son développement, la variole
tient une place des plus importantes. Dans un
article récent, M. Richardière[1] a confirmé cette
manière de voir par la publication de faits personnels. Il a constaté à l'hôpital d'Aubervilliers
que la variole était particulièrement grave chez
les tuberculeux; elle doit inspirer des craintes
d'autant plus sérieuses qu'elle se manifeste par
une éruption plus abondante[1].

XII. — TRAITEMENT DE LA VARIOLE

Il n'est peut-être pas pour le thérapeute et l'hy-
giéniste un champ d'action plus vaste que le traitement de la petite vérole; non seulement, ils doivent soigner le malade, mais encore ils ont à préserver ses proches, ses voisins, d'une contagion
possible. Ce chapitre se divisera donc en deux
parties : la première traitera des différents procédés thérapeutiques mis en œuvre pour lutter
contre les manifestations du poison variolique,
c'est le *traitement du malade*; dans la seconde partie, nous verrons quelles sont les ressources que
l'hygiène met à la disposition des hommes chargés
de la santé publique, pour préserver de la conta-

1. *Un. méd.*, 28 mars 1895.

gion une ville ou un pays, ce sera la *prophylaxie de la variole*.

I. — TRAITEMENT DU MALADE

Les moyens d'action sont différents suivant qu'il s'agit de prévenir ou de combattre la maladie; le traitement, *préventif* dans le premier cas, est *curatif* dans le second.

A. Traitement préventif

Les deux moyens préventifs qui ont été employés contre l'invasion de la variole sont : la *variolisation* et la *vaccination*.

1º La *variolisation* est une pratique déjà vieille, encore en usage de nos jours dans un certain nombre de pays; c'est ainsi qu'en Chine, en Corée, dans quelques coins de l'Algérie, les populations n'ont pas encore renoncé à cette mesure préventive, qui consiste à inoculer un sujet sain avec du pus varioleux de manière à développer chez lui une variole atténuée. Ce procédé thérapeutique fut importé en Europe par lady Wortley Montague, qui nous a laissé, dans une lettre, des détails intéressants sur la manière dont il était appliqué par les sorciers turcs; nous transcrivons ici ce passage, tel que nous l'avons lu dans les œuvres d'Auzias-Turenne : « Il y a une troupe de vieilles femmes dont l'unique métier est de faire cette opération. Le temps qui lui est le plus propre est au commencement de l'automne, lorsque le grand chaud est passé. Les chefs de maison s'envoient demander les uns aux autres s'il y a quelqu'un

dans leur famille, qui veut avoir la petite vérole;
on s'assied plusieurs, et, lorsque le nombre se
monte à quinze ou vingt, on fait venir une de ces
vieilles femmes, qui apporte de la matière de petite
vérole de la meilleure espèce plein une coquille de
noix. Elle demande quelle veine on veut se faire
ouvrir et, d'après la réponse, elle en ouvre une avec
une grande aiguille qui ne fait pas plus mal qu'une
égratignure et y introduit autant de matière qu'elle
peut en prendre avec la tête de son aiguille; elle
lie ensuite la plaie, en y appliquant un petit mor-
ceau de coquille; elle fait la même opération à
quatre ou cinq autres veines. Les Grecs ont ordinairement la superstition d'en ouvrir une au milieu
du front, une à chaque bras et une à la poitrine
pour imiter le signe de la croix; mais cette pratique a un très mauvais effet, parce qu'il reste des
cicatrices à toutes ces petites plaies. »

Ces quelques lignes nous donnent à penser que
la variolisation, avant d'entrer dans le domaine de
la pratique médicale, restait cantonnée dans les
prérogatives de la médecine religieuse. Il en est
encore ainsi dans quelques régions de la Chine et
en Corée, où les sorciers conservent précieusement
des poussières provenant des croûtes varioleuses,
et, à certains jours de l'année, les insufflent dans
le nez des patients avec un chalumeau d'argent.

Dans certaines tribus arabes, qui ont conservé
l'usage de l'inoculation variolique, le *modus faciendi*
est plus primitif encore : c'est avec une épine que
l'opérateur pique la peau dans le pli cutané qui
sépare le pouce de l'index, il y dépose le virus et

plus tard dissimule grâce au tatouage la cicatrice laissée par la pustule variolique.

Au XVIIIe siècle, à l'instigation de lady Montague, la variolisation, introduite en Europe, prit rang parmi les méthodes thérapeutiques et Borsieri nous a laissé, dans ses écrits, des renseignements précieux sur les conditions les plus favorables à l'inoculation.

La santé du sujet doit être parfaite ; l'âge qui convient le mieux à cette intervention est de cinq à douze ans. Durant les huit jours qui précèdent l'opération, le sujet doit s'alimenter très légèrement, se purger une ou deux fois et se plonger dans de grands bains tièdes ; toutes ces précautions prises, il est apte à subir l'inoculation. Le médecin lui fait une piqûre entre le pouce et l'index, avec une lancette chargée de pus varioleux frais, et s'arrange de manière à ne pas donner lieu à la moindre effusion de sang. S'il n'a pas de virus frais, l'inoculateur introduit sous l'épiderme, au moyen d'une aiguille, un fil roulé dans des poussières de croûtes pustuleuses. Telle était la pratique de l'inoculation, si répandue avant la découverte de Jenner ; voyons maintenant quels en étaient les manifestations cliniques et les résultats thérapeutiques.

Le deuxième jour qui suit la période d'inoculation, il se développe un petit bouton, gros comme une tête d'épingle, dont les dimensions s'accroissent progressivement jusqu'au cinquième jour ; alors se dessine une petite vésicule, quelquefois ombiliquée, dont le contenu, liquide d'abord, se trouble et devient louche ; le huitième jour la pustule suppure et cette suppuration s'accompagne

d'un certain nombre de symptômes généraux,
fièvre, frisson, céphalalgie, embarras gastrique, etc.
Des modifications importantes se produisent du
côté de l'éruption : autour de la vésico-pustule,
dont nous venons de suivre le développement et
qu'on appelle le *maître-bouton*, se dessine un
cercle inflammatoire large, très rouge, très douloureux, sur lequel apparaissent bientôt dix à
quinze petites pustules, ce sont les satellites du
maître-bouton, ils évoluent comme dans une éruption variolique normale et laissent des cicatrices
plus ou moins profondes.

En général, quand la variolisation parcourt les
diverses phases du processus, elle suit un cours
régulier; mais les anomalies ne sont pas rares et
méritent d'être rappelées en quelques mots. Le
maître-bouton peut exister seul ; d'autres fois il
manque et alors l'inoculation ne se traduit que par
l'éruption secondaire des vésicules satellites. Celles-
ci peuvent elles-mêmes se montrer en plusieurs
fois ou faire complètement défaut; dans ce dernier
cas, l'infection se traduit par de la fièvre, des rash
ou un simple malaise; il est enfin des cas où les
symptômes de la variolisation, au lieu de durer
une dizaine de jours, se prolongent et mettent en
danger la vie du malade. Chacune de ces anomalies
représente une forme clinique de la variole, c'est
elle en somme qu'on inocule : nous comprenons
alors que la variolisation préventive ait pu déterminer l'éclosion d'accidents mortels.

Nous sommes donc autorisés à conclure que, si
à un moment donné la variolisation fut une pratique salutaire, elle doit être aujourd'hui rejetée

et céder le pas à la vaccine qui n'expose que très rarement à des accidents sérieux. C'est un véritable attentat à la vie humaine ; suivant certains auteurs même, elle aide à la propagation du fléau qu'elle a pour but de conjurer. M. Prengrueber[1] a démontré que la variolisation contribuait à entretenir la petite vérole au sein des peuplades indigènes de l'Algérie ; c'est elle qui, chez les Chinois et les Coréens, perpétue les épidémies terribles qui déciment ces peuples.

2° *La vaccination.* — La vaccine, dont nous devons la découverte à l'inoculateur Jenner (1798), a restreint les atteintes de la variole d'une façon si complète que cette maladie s'observe de moins en moins ; sans aucun doute, en France, si la vaccination et la revaccination étaient décrétées obligatoires, nous verrions encore diminuer la fréquence des poussées épidémiques. N'ayant pas ici à faire l'histoire de la vaccine, nous nous bornerons exclusivement à en détacher ce qui a trait à la thérapeutique anti-variolique.

Jadis, la vaccination se faisait de bras à bras ; aujourd'hui, on tend de plus en plus à substituer au vaccin humain le liquide vaccinal recueilli sur la génisse atteinte de cow-pox ; c'est du moins la pratique journalière de MM. Chambon et Saint-Yves-Ménard, vaccinateurs des hôpitaux. Le lieu d'inoculation importe peu, c'est le bras qu'on choisit habituellement ; toutefois, chez les femmes, surtout chez celles d'un certain monde, appelées à se décolleter et à montrer leurs bras nus, mieux

1. La variolisation chez les indigènes d'Algérie, 1888.

10

vaut prendre une autre partie du corps, pour satisfaire aux exigences de leur coquetterie.

Le jour même de l'inoculation, à l'endroit touché par la lancette, se voit une petite tache rouge, rappelant à s'y méprendre une piqûre d'insecte, mais qui disparaît pendant les deux jours suivants. Le quatrième jour se produit une petite élevure, qui s'accentue le cinquième et présente le sixième l'aspect d'une petite vésicule claire, transparente, légèrement ombiliquée, entourée d'une mince auréole rosée. Après sept jours, le bouton vaccinal est définitivement constitué et sa base mesure 5 à 6 millimètres de diamètre; à partir du huitième jour, la sérosité vaccinale commence à se troubler, devient opaline, puis purulente, le bouton s'étale et s'aplatit. Du douzième au treizième jour, la pustule se dessèche, se recouvre d'une croûte qui peu à peu desquame et laisse en disparaissant une cicatrice plus ou moins profonde; l'immunité alors est acquise.

Il est généralement admis que l'immunité conférée par la vaccine est de dix à douze ans. Cette appréciation est basée sur les données fournies par les statistiques : les enfants, qui ont été vaccinés, ne contractent pas la variole avant leur douzième année et encore, quand ils sont atteints, ne présentent-ils le plus souvent qu'une éruption discrète; après vingt ans l'organisme n'est plus protégé contre l'infection variolique.

Ainsi, certaine pendant douze ans, l'immunité vaccinale deviendrait douteuse jusqu'à vingt ans, pour disparaître ensuite définitivement; de là cette conclusion que chacun doit être revacciné tous les quinze ans, pour traverser impunément les épidémies ou, tout au moins, ne contracter qu'une variole atténuée. A plus forte raison, devront être revaccinées toutes les personnes qui, en raison de leurs occupations professionnelles et sociales, vivent d'une façon permanente ou même passagère au milieu des contaminés; faute de cette précaution élémentaire, on s'expose à subir les atteintes de l'infection; le fait suivant en est une preuve tout à fait démonstrative. En 1887, pendant que nous étions interne provisoire à l'hôpital d'Aubervilliers, nous reçûmes la visite d'un ami qui, curiosité bien naturelle pour un étudiant en médecine, demanda à voir quelques varioleux. Il se refusa absolument à être vacciné, sous prétexte qu'en une demi-heure il n'aurait pas le temps d'être contaminé; le soir, il partit bien portant, mais quinze jours après, en vacances, il avait la variole.

<h2 style="text-align:center">B. — Traitement curatif</h2>

La multiplicité des méthodes thérapeutiques préconisées contre la variole prouve l'insuffisance de chacune d'elles. Dans les cas graves et plus spécialement dans les varioles hémorrhagiques. nos efforts, quels qu'ils soient, demeurent impuissants; dans les autres formes, nous obtenons des résultats plus satisfaisants.

Le traitement des varioles communes varie suivant l'époque à laquelle le médecin est appelé près du malade.

Dès les premiers symptômes, le patient, condamné au repos le plus absolu, doit être enfermé dans une chambre claire, bien aérée, où la température, d'une manière constante, sera maintenue entre 15 et 17 degrés. Éviter avec le soin le plus scrupuleux les hautes températures sera de règle absolue ; un oubli de surveillance pourrait être funeste ; nous n'en voulons pour preuve que l'anecdote suivante, due à Guersant et Blache, et rapportée par les auteurs de l'article « Variole » du Dictionnaire de Dechambre. « Un jeune homme, atteint de variole, chez lequel on avait cherché à provoquer la chaleur par tous les moyens possibles, tomba dans un état d'anéantissement qu'on prit pour la mort ; dans cette persuasion, les personnes qui le veillaient l'enveloppèrent d'un linceul et le placèrent tout nu sur une table. Ce malheureux ne tarda pas à éprouver l'heureuse influence du refroidissement. » Le lit enfin sera aussi doux que possible, les linges du malade seront à demi usés, pour ne pas déterminer sur la peau de frottements douloureux ; ces précautions, toutes minutieuses qu'elles puissent paraître, ont cependant la plus grande importance pour éloigner les causes d'irritation cutanée.

Tous ces soins préliminaires ne devront pas faire oublier le malade ; l'attention du médecin sera du reste sollicitée par les symptômes généraux et les douleurs du début, telles que la rachialgie et la céphalalgie. Au début de toute douleur, suivant un préjugé populaire, la révulsion cutanée est immédiatement mise en œuvre : c'est une erreur qu'il ne faut pas commettre dans la variole, car l'éruption est d'autant plus intense que l'irritation cutanée a été plus vive. Dans un article très humoristique, M. Vinay[1], médecin des hôpitaux de Lyon, rapporte l'histoire d'une malheureuse femme dont le visage avait été inondé d'eau sédative et le dos recouvert d'un large emplâtre au siège de la rachialgie; atteinte d'une variole très discrète, elle eut une éruption presque confluente au niveau des points irités.

Des thérapeutes en grand nombre se sont attachés à combattre la fièvre par le sulfate de quinine, donné souvent à des doses masives, soit 1 gr. 50 à 2 grammes dans les vingt-quatre heures ; d'autres ont préconisé l'acide salicylique, le salicylate de soude; Faehnrich a conseillé la kairine, administrée à la dose de 0 gr. 25 à 1 gramme dans la journée; Haas[2] ordonnait 0 gr. 50 à 1 gramme d'acétanilide : tous ces médicaments, sans doute, peuvent diminuer l'intensité du mouvement fébrile, abaisser la température; mais ils n'agissent en rien sur la nature maligne de l'affection elle-même.

L'usage de l'acide phénique a été fortement recommandé par Montefusco[3] dès le début de la variole. Il prescrit des solutions aqueuses contenant 1 à 2 grammes de phénol pour les adultes et 0 gr. 20 à 0 gr. 50 pour les enfants prises en plusieurs fois dans la journée. Cette médication détermine toujours un abaissement immédiat de la chaleur périphérique; malheureusement, de l'aveu même de l'auteur, les urines sont toujours un peu

1. Révulsions et bains froids au début de la variole. *Lyon méd.*, 1886.

2. *Wiener med. presse*, 1887.

3. *Bull. gén. de thérap.*, 1888.

foncées, il faut donc redouter sans cesse l'apparition d'accidents toxiques, d'autant que la susceptibilité individuelle, vis-à-vis des solutions phéniquées, est des plus variables.

Les lotions, les draps mouillés, les bains froids, également préconisés, ne sont pas toujours bons à conseiller. Ce n'est pas qu'il faille redouter l'éclosion d'accidents broncho-pulmonaires, le temps a fait justice de ces vieux errements, mais par l'eau froide on provoque une irritation trop vive et trop étendue des téguments, qui peuvent devenir le siège d'éruptions très intenses, alors que l'abaissement de la température est à peine appréciable. M. Vinay a recours plus volontiers à l'usage de bains tièdes à 30 ou 32 degrés C., qui soulagent les malades, abaissent suffisamment la température et n'ont pas l'inconvénient d'irriter la peau.

En comparant entre eux les divers procédés thérapeutiques que nous venons d'énumérer, nous arrivons à cette conclusion, qu'il n'existe pas de médication abortive de la variole et que sa marche ne peut jamais être enrayée dès le début. Le mieux est donc de fournir à l'organisme les moyens de résister le plus vaillamment possible aux progrès de l'infection ; la diète lactée, les potions de Todd, l'éther, l'acétate d'ammoniaque, peuvent, à cette période de la maladie, rendre les plus grands services.

S'il est vrai, comme nous venons de le voir, que pendant la période d'invasion de la variole la thérapeutique est impuissante, en est-il de même au moment de l'éruption? Vraisemblablement non. Ce qui constitue le danger de l'éruption, c'est la purulence des pustules, déterminée par l'infection secondaire que produit la pénétration des microbes pyogènes. C'est donc contre l'action de ces micro-organismes et, par suite, contre la production des cicatrices consécutives à la suppuration, que les thérapeutes ont dirigé tous leurs efforts pour détruire l'une et conjurer les autres. Dans la recherche de ces résultats, la médecine interne a ses partisans tout comme le traitement externe a ses adeptes.

Nous ne voulons pas entrer dans de longs détails sur les formules thérapeutiques qui ont été proposées; d'une part, les résultats fournis par la médication interne sont loin d'être satisfaisants, et d'autre part les médicaments les plus divers et quelquefois les plus bizarres ont été préconisés.

Mentionnons toutefois l'acide phénique, conseillé par Montefusco; le xylol, par Zuelzer[1], à la dose de 2 à 3 grammes par jour dans du vin; le chlorhydrate de cocaïne a été recommandé successive-par Ory, Luton, Lackowiez, à la dose de 1 centigramme par heure, etc., etc. De tous les traitements internes qu'on a proposés, un seul mérite un examen sérieux, c'est la médication éthéroopiacée, préconisée par M. du Castel et défendue par MM. Dreyfus-Brissac et Pécholier. Quand, en 1881, M. du Castel fut chargé du service des varioleux à l'hôpital Saint-Antoine, pour chaque malade il institua le traitement suivant : 1° chaque jour, matin et soir, injection faite profondément dans les téguments avec le contenu d'une seringue de Pra-

---

1. *Wiener med. Wochens.*, 1887.

vaz, remplie d'éther sulfurique; 2° administration, en deux fois par 24 heures, de 10 à 20 centigrammes d'extrait thébaïque; 3° enfin, prise dans la journée d'une potion alcoolique additionnée de 10 gouttes de perchlorure de fer. Grâce à cette thérapeutique, M. du Castel disait avoir d'excellentes statistiques, et les malades n'auraient pas présenté de cicatrices profondes. Cette médication avait cependant un inconvénient grave : les injections sous-cutanées d'éther irritaient la peau et devenaient souvent le point de départ d'abcès plus ou moins étendus; pour obvier à la possibilité de cet accident, MM. Balzer et Dubreuilh ont proposé de substituer aux injections sous-cutanées l'usage du sirop d'éther pris à la dose de 6 à 8 cuillerées dans les 24 heures[1].

Les partisans de cette méthode thérapeutique prétendent qu'entre leurs mains elle a donné les meilleurs résultats; bien qu'il ne nous appartienne pas de la critiquer, nous croyons qu'elle ne saurait suppléer la médication externe, qui s'attaque directement à l'éruption. Assurément, le traitement éthéro-opiacé fournit au malade un moyen de résister avec énergie à l'infection; mais il est plus difficile de comprendre comment il peut s'opposer à la purulence et par suite aux cicatrices, alors qu'il n'agit pas directement sur les vésico-pustules envahies et secondairement infectées par des microbes pyogènes.

La médication externe, qui s'attaque précisément à ces germes infectieux, nous semble plus ration-

1. *Loc. cit.*

nelle, et nous comprenons qu'elle ait varié et multiplié ses formes et ses moyens d'action. Quelques auteurs ont conseillé d'agir directement et isolément sur chaque pustule, de là les cautérisations au nitrate d'argent, préconisées jadis par Serres et Velpeau, et de là aussi le conseil d'ouvrir prématurément les pustules à l'aide d'une aiguille. A vrai dire, ces méthodes sont peu pratiques, surtout en temps d'épidémie, alors qu'en raison du nombre de ses malades, le médecin ne peut leur consacrer individuellement qu'un temps relativement très court.

Les masques abortifs, employés depuis très longtemps, ne sont pas toujours d'un usage très facile et très prudent ; il faut, par exemple, rejeter d'une manière absolue les enduits au collodion, qui compriment la peau, empêchent d'une manière très hâtive et très violente sa distension iuflammatoire et de plus produisent une révulsion trop intense, souvent très nuisible au malade. M. Comby[1] a rapporté une observation suivie de mort, parce qu'un badigeonnage au collodion avait été largement appliqué sur le visage d'une femme atteinte de variole cohérente.

M. Dujardin-Beaumetz, reprenant le procédé de Zimmermann, recommande l'usage d'un masque fait avec la pâte qui sert à fabriquer l'emplâtre de Vigo *cum mercurio*. Le visage du malade, son cou et ses épaules en sont recouverts, puis cet enduit est saupoudré de poudre d'amidon ; les yeux, les narines et la bouche sont seuls laissés à

1. Soc. méd. des hôp., 1886.

découvert, et, chaque fois qu'un peu d'emplâtre se détache, il faut le remplacer immédiatement. Ce masque d'empois met certainement les pustules à l'abri de l'air et empêche qu'elles ne soient secondairement infectées par des microbes pyogènes; malheureusement, c'est un procédé thérapeutique presque barbare, qui met le malade à la torture: aussi M. Dujardin-Beaumetz disait toujours dans son service, à l'hôpital Cochin, qu'il fallait être femme et coquette pour supporter un pareil supplice.

Depuis les découvertes microbiennes, les pommades antiseptiques se sont substituées aux masques : le visage, les mains et, en général, toutes les parties découvertes en ont été enduits. Il n'est pas une seule substance antiseptique dont l'usage n'ait été préconisé. En dehors des préparations usuelles à l'acide borique, au salol, au tannin, ont été conseillés : la pommade iodoformée à 1 pour 20, par M. Colleville; le glycérolé d'amidon salicylique par Lewentanner; par Schwinner, de Buda-Pesth, les pâtes au thymol et à l'acide phénique; toutes ces médications ont pour but d'éviter les cicatrices qui succèdent aux suppurations varioliques.

A ces procédés douloureux ou malpropres ont été substituées des vaporisations phéniquées ou sublimées; tel est le traitement qu'a institué M. Talamon, pendant qu'il était chargé du service des varioleux à Aubervilliers. Après des essais infructueux, il rejeta l'usage du salol, de l'iodoforme, du tannin, et s'arrêta définitivement à des vaporisations de sublimé. Avec un appareil de Richardson, il faisait pulvériser, sur le visage de ses malades, trois ou quatre fois par jour, une certaine quantité de la solution éthérée suivante :

Sublimé	}	
Acide citrique	} *ââ* 1 gr.	
Alcool à 96°	55 cent. cubes	
Éther	q. s. pour	50 cent. cubes

Naturellement, les yeux du malade étaient protégés pendant la durée de cette opération, qui déterminait une cuisson assez intense, mais fugace. A ce traitement local, M. Talamon ajoutait l'usage quotidien de grands bains tièdes, additionnés de 30 grammes de 'sublimé, de manière à aseptiser le plus possible les téguments. Les résultats obtenus ont été excellents : le visage conservait des cicatrices moins profondes, moins disgracieuses; on observait bien encore quelquefois des cicatrices ponctuées, mais les vermiculées et les cupuliformes faisaient défaut. Ce procédé thérapeutique mérite donc d'être recommandé pour les varioles dont l'éruption est très vive et très étendue; les varioles discrètes sont simplement justiciables des pommades antiseptiques, les cicatrices qu'elles laissent à leur suite n'étant ni assez nombreuses, ni assez profondes pour défigurer les malades. De même, dans les cas légers, l'enveloppement ouaté des mains et des pieds suffit le plus habituellement à prévenir les larges suppurations.

Nous devons dire enfin quelques mots d'une méthode thérapeutique récemment préconisée par M. Niels R. Finsen, de Copenhague[1]. Partant

---

1. *Sem. méd.*, octobre 1895.

de ce principe que les rayons chimiques du spectre irritent les téguments, activent la diapédèse des globules sanguins et favorisent le travail de la suppuration, cet auteur a eu l'idée de soustraire ses varioleux à cette cause d'irritation. Dans ce but il ferme hermétiquement par des rideaux rouges, ou mieux par des vitraux de même couleur, les fenêtres des salles qui abritent les malades. Les résultats de ce traitement seraient la non-suppuration des pustules, leur dessiccation rapide, l'absence de la fièvre de suppuration et la non-production de cicatrices cutanées[1].

A la période de dessiccation, au début de la convalescence, le médecin doit apporter tous ses soins à favoriser la desquamation et à relever les forces de son malade. Les toniques, sous toutes leurs formes, le fer, la kola, les solutions arsenicales, mais surtout une hygiène alimentaire très rigoureuse, concourent à remplir la seconde indication; pour répondre à la première, chaque jour seront donnés de grands bains savonneux, de manière à provoquer le plus rapidement possible la chute des croûtes pustuleuses.

Les abcès, les suppurations plus ou moins étendues, qui surviennent pendant la convalescence, seront traités suivant les règles de l'antisepsie la plus rigoureuse; à toutes les autres complications qui peuvent survenir, on opposera le traitement le plus rationnel et le mieux approprié. Enfin, comme

---

1. A l'hôpital d'Aubervilliers, M. Juhel-Rénoy a utilisé sans parti pris le traitement préconisé par le médecin de Copenhague; mais ses résultats sont absolument négatifs. (*Méd. mod.*, déc. 1893.)

la desquamation entretient, dès les premiers jours, une sensibilité exquise et une grande impressionnabilité des téguments, il faudra recommander aux malades la plus grande prudence dans leurs mouvements et la plus grande attention dans le choix de leurs vêtements.

Jusqu'ici, nous ne nous sommes occupés que du traitement des varioles communes, des varioles qui suppurent ; et le lecteur a pu se rendre compte que le médecin doit concentrer tous ses efforts à combattre la suppuration des pustules et les accidents qu'elle entraîne à sa suite : dans la variole hémorrhagique sa ligne de conduite n'est pas absolument la même. Là l'état général est si profondément touché que les manifestations éruptives sont presque négligeables et le seul objectif qu'il faille poursuivre, c'est de défendre l'organisme du malade contre les coups redoublés de l'infection. Malheureusement la lutte est des plus inégales et la défaite de la thérapeutique est à peu près certaine ; il n'est cependant pas permis de déserter le champ de bataille et c'est surtout dans les cas désespérés que le médecin doit développer toutes les ressources de ses connaissances et de son dévouement.

La médication interne devra combattre les hémorrhagies par des préparations de perchlorure de de fer, d'ergot de seigle, et mieux encore par des injections sous-cutanées d'ergotine ou d'ergotinine ; les potions de Todd, l'opium, l'éther, l'acétate d'ammoniaque, le musc, pourront également être proposés ; à l'hôpital temporaire d'Aubervilliers, M. Brocq préconisait les lavements répétés d'oxygène, il obtenait ainsi un répit momentané du collapsus et de l'abattement des malades, mais les résultats définitifs n'étaient pas meilleurs qu'avec les autres procédés thérapeutiques. Contre les hémorrhagies, il faudra recourir localement aux moyens hémostatiques ordinaires, glace, tamponnement, etc. ; les grands bains froids et sinapisés, recommandés par M. Cot[1] et par M. Boixo[2], ne fournissent que des résultats incertains.

La vaccination répétée, employée également comme moyen curatif, n'a pas donné les résultats qu'on aurait pu logiquement attendre d'elle ; à Aubervilliers ce procédé thérapeutique ne nous a donné que des effets infidèles et décevants.

ii. — PROPHYLAXIE DE LA VARIOLE

Les gens sensés seront certainement surpris d'apprendre que, pendant longtemps, des difficultés sans nombre ont arrêté les progrès de l'hygiène, dans la défense de la société contre une maladie dont la nature infectieuse est connue depuis si longtemps. Malgré les graves conséquences de la variole, malgré le nombre des victimes qu'elle a fauchées ou défigurées, malgré la rapidité de son extension, c'est seulement depuis quelques années qu'on lutte efficacement avec elle en France ; Paris, il faut l'avouer, a été plus en retard qu'aucune autre ville, et cependant, dans ce combat pour la vie, nous disposons de deux moyens d'action précieux : la vaccination et l'isolement.

1. Th. Paris, 1870.
2. Th. Montpellier, 1885.

A. — Vaccination

Nous avons déjà dit quelle était la portée de l'immortelle découverte de Jenner et quels étaient ses merveilleux résultats. Ils ne sont rien toutefois à côté de ce qu'ils devraient être, si les Français étaient soumis non seulement à la vaccination mais encore à la revaccination ; celle-ci surtout doit être préconisée, puisque l'immunité est généralement perdue après quinze ans et toujours après vingt.

Elle est obligatoire en Allemagne et en Angleterre et ces deux puissances n'ont qu'à se louer de la mesure qu'elles imposent à leurs sujets ; car de toutes les contrées de l'Europe, elles sont le moins éprouvées par la variole ; la France et l'Autriche, au contraire, qui ont négligé de rendre obligatoires la vaccination et la revaccination, ont été et sont encore plus fréquemment et plus cruellement atteintes par l'infection. Il suffirait d'un léger effort des pouvoirs publics pour généraliser la mesure de la vaccination, qu'on exige déjà dans les écoles, dans les services hospitaliers, dans l'armée ; nous n'aurions alors plus rien à envier à nos voisins d'outre-Manche et d'outre-Rhin. Toutefois si la revaccination constitue un bon moyen préventif de la variole, elle ne suffit pas à elle seule et l'isolement est son corollaire indispensable [1].

---

1. L'épidémie, que nous traversons, est une preuve que la revaccination devrait être rendue obligatoire. On le comprend surtout quand on est médecin et qu'on rencontre une résistance obstinée de la part de certaines personnes, qui redoutent l'inoculation Jennerienne.

B. — ISOLEMENT

L'isolement des varioleux a fait l'objet d'une publication intéressante, due à la plume d'un médecin de Lyon, à qui nous sommes heureux de rendre un public hommage. Par ses recherches laborieuses, par son infatigable activité à réunir les documents de son travail, M. Joanny Rendu[1] a certainement ouvert une voie nouvelle à la thérapeutique française : non seulement, il établit d'une manière indiscutable que l'isolement est le meilleur moyen de préserver une ville ou une localité de la variole, mais il indique encore les conditions de cette séquestration idéale. Au cours de ce chapitre, nous ferons de nombreux emprunts à son mémoire et nous comptons bien sur sa sympathie, déjà ancienne, pour excuser ce plagiat.

Isolement hospitalier. — Tous les systèmes, mis en usage dans les hôpitaux, peuvent se réduire à quatre : 1° la salle spéciale ; 2° l'hôpital à services séparés pour maladies contagieuses; 3° le pavillon isolé ; 4° l'hôpital spécial.

1° Les résultats les plus déplorables sont fournis par l'entassement des varioleux dans une *salle spéciale*. Cette façon de faire est mauvaise, parce que les infirmiers qui vont et viennent, les malades qui peuvent facilement tromper la surveillance administrative, sont des sources multiples de contagion et de transport des germes infectieux.

2° En théorie, *l'hôpital à services séparés pour maladies contagieuses* est un excellent procédé

1. Isolement des varioleux en France et à l'étranger, 1878.

d'isolement; il est même très en vogue dans un
certain nombre de villes d'Amérique, mais à côté
de ces avantages, il offre des inconvénients. Les
varioleux, en effet, peuvent contagionner les gens
de service qui, à leur tour, iront porter à d'autres,
dans l'hôpital même ou au dehors, les germes de
la variole. Dans ces conditions, la mesure est incomplète et, de plus, dangereuse.

3° Le *pavillon isolé* n'est pas non plus à l'abri de
tout reproche. Il est souvent difficile, en particulier dans les grandes villes, de trouver un hôpital,
dont les dépendances, suffisamment vastes, permettent d'installer ce service spécial; d'un autre
côté, la promiscuité, possible entre les conta-
gionnés et les infirmiers ou les malades des autres
services, rend illusoires et nulles les espérances
basées sur une pareille organisation.

4° Seul, l'*hôpital spécial*, où sont rassemblés et
soignés tous les varioleux de la clientèle hospita-
lière, nous paraît réunir les conditions d'une séquestration parfaite; mais un tel établissement doit
être construit et organisé de façon à satisfaire en
même temps à la sécurité des voisins, au bien-être
des malades et aux nécessités d'une surveillance
de tous les instants. Nous nous étendrons sur ce
sujet, en parlant de l'hôpital d'Aubervilliers, qui fut
à Paris le premier modèle du genre.

Tandis que les Anglais, nos voisins toujours pratiques et toujours prudents, organisaient d'une
manière sérieuse et définitive leurs services des
varioleux, il nous fallait, en France, de longues
années pour arriver à une installation pratique, à
Paris du moins.

C'est seulement le 1er mai 1875 que les varioleux furent rassemblés dans des pavillons isolés, aux hôpitaux de Saint-Antoine et de la Pitié. En choisissant deux de ses maisons les plus anciennes, les moins hygiéniques et les plus populeuses, l'Assistance publique n'eut pas la main heureuse et n'obtint qu'un demi-succès. Les varioles soignées dans ces conditions, devinrent moins nombreuses, il est vrai; mais l'isolement des contaminés, plus qu'insuffisant, permettait au fléau de se répandre et d'accomplir son œuvre dans les salles réservées à d'autres maladies : il fallut donc chercher un moyen d'isolement plus parfait, surtout quand la bactériologie vint éclairer nos recherches et nous fournir des notions plus précises et plus complètes sur les maladies infectieuses et leur mode d'extension. En 1887, l'administration, désireuse et pressée de réaliser l'application de l'isolement le plus parfait, inaugura le service des varioleux dans les baraquements d'Aubervilliers; c'était la création de l'hôpital spécial recommandé par M. Joanny Rendu.

A titre d'interne provisoire, nous avons assisté à l'ouverture de ce service, dont nous avons pu suivre de près le fonctionnement; nous croyons donc être utile au lecteur en lui en décrivant l'organisation. Nous devons dire d'ailleurs qu'en cette occasion l'Assistance publique a fait de louables efforts et qu'elle a droit à la reconnaissance de la population parisienne; c'est en définitive aux sages mesures qu'elle a su prendre que Paris doit attribuer la diminution des cas de variole.

HOPITAL TEMPORAIRE D'AUBERVILLIERS

En quittant l'enceinte de Paris par la porte d'Aubervilliers, après avoir franchi le talus et le fossé des fortifications, on voit, à droite, sur leur glacis se grouper une série de baraquements en bois, contigus de l'autre côté aux bords du canal Saint-Denis; c'est là que l'Assistance Publique a disposé un service spécial pour isoler et traiter les varioleux.

L'isolement est à peu près parfait; autour de l'hôpital les habitations sont rares, sa plus voisine est l'usine à gaz de la Villette, dont il est séparé par le fossé, le talus des fortifications, toute la largeur du boulevard extérieur, et qui seule dresse ses hauts fourneaux et ses gazomètres au milieu de ces terrains vagues et presque déserts. Les limites du service hospitalier, constituées d'une part par le fossé des fortifications, sont complétées de l'autre par une palissade en bois dont nous verrons plus tard l'insuffisance.

Sur cet emplacement assez étendu, en longeur du moins, sont disposées trois séries de constructions en planches, dont chacune a reçu une destination spéciale. Non loin de la porte d'Aubervilliers, se trouve un premier bâtiment, qu'une double barrière isole de l'extérieur, tout en permettant l'accès direct de l'intérieur hospitalier, c'est là le logement du personnel administratif et médical. Tous y pénètrent avec leurs vêtements de ville et en sortent après avoir revêtu une longue blouse désinfectée, pour se rendre près des malades. Les personnes du dehors ne franchissent jamais les limites de ce service, dont l'entrée d'ailleurs est également interdite aux malades.

Un second corps de logis, séparé du précédent par environ 200 mètres, représente la partie essentielle de l'hôpital; il abrite les malades. Au centre, tournant le dos aux fortifications, se trouve un pavillon dans lequel sont installés les services généraux, lingerie, cuisine et pharmacie; deux ailes s'en séparent à chaque extrémité, elles sont destinées aux malades et comprennent chacune quatre salles de 20 lits, réunies deux à deux par un vestibule où se trouve le bureau de la surveillante et un cabinet de bains.

Tout à l'extrémité s'élèvent trois derniers baraquements : le premier, composé de trois salles séparées, ouvrant toutes sur l'extérieur, sert de pavillon d'isolement; le second loge une étuve à désinfection de la maison Genneste et Herscher; le troisième a été réservé au dépôt des morts.

Maintenant que nous connaissons les lieux, il ne nous reste plus à étudier que le fonctionnement de l'hôpital; il nous est suffisamment indiqué par le règlement ci-joint, établi par l'Administration de l'Assistance publique et que M. Le Marinier a transcrit intégralement dans sa thèse.

HOPITAL TEMPORAIRE DES VARIOLEUX D'AUBERVILLIERS

RÈGLEMENT SUR LE SERVICE INTÉRIEUR

Transports.— Lorsqu'un malade sera amené sur un brancard, ce brancard, avant sa sortie, sera lavé à la solution de chlorure de zinc (30 gr. par litre) et la literie et les couvertures qui le garnissent seront passées à l'étuve.

Si un malade est amené dans un fiacre ou dans toute voiture autre que celle de la Préfecture de police, cette voiture sera désinfectée par la combustion de 60 grammes de soufre, les glaces ayant été préalablement relevées et toutes les ouvertures calfeutrées.

S'il est amené dans une voiture découverte, les coussins seront passés à la soufrière; le tablier sera lavé à la solution de chlorure de zinc.

Le garçon du service de la désinfection délivrera au brancardier ou au cocher un bon de laisser sortir pour être remis au concierge.

Admissions — Tout malade amené à l'hôpital sera immédiatement dirigé sur la salle de garde; l'interne de service, téléphoniquement prévenu, ira le visiter dans la voiture ou sur le brancard; il indiquera sur le bon d'admission si le malade est atteint de variole et doit être directement conduit dans l'un des pavillons de varioleux, ou s'il est atteint d'une autre affection éruptive nécessitant un isolement particulier, ou si enfin, l'affection n'ayant pas un caractère déterminé, il doit être placé dans le service des douteux.

De la salle de garde, le malade sera immédiatement conduit au service pour lequel aura été établi son bon d'admission, il sera placé dans un lit, et l'employé aux entrées ira près de ce lit prendre son état civil et les autres renseignements administratifs.

Les vêtements quittés par le malade seront portés à l'étuve; le linge de corps sera trempé dans la solution de chlorure de zinc (30 gr. par litre), essuyé et envoyé au blanchissage. Les souliers seront passés à la soufrière. L'inventaire qui accompagne ses effets, ne sera reçu au vestiaire que muni de la signature de la surveillante de la salle et du garçon étuviste, constatant que les précautions hygiéniques de désinfection ont été prises. Après avoir vérifié que les effets qui lui sont apportés sont bien conformes à l'inventaire, la surveillante du vestiaire renverra cet inventaire portant son reçu à la salle du malade.

Pendant la durée de son séjour à l'hôpital, le malade sera exclusivement revêtu de linge et de vêtements fournis par l'Administration, et il ne reprendra ses effets personnels qu'après complète guérison.

S'il est envoyé à l'asile de convalescence, il y partira avec des vêtements de l'hôpital délivrés au moment du départ; ses effets personnels seront envoyés à l'asile pour lui être remis à sa sortie.

Mesures de précaution communes à tout le personnel et aux ouvriers appelés dans l'établissement. — Nul ne doit pénétrer dans les salles de varioleux :

1° S'il n'y est appelé par ses fonctions;

2° S'il n'est récemment vacciné.

Toute personne admise à pénétrer dans l'un des services de malades revêtira avant d'y entrer le costume spécial qui lui sera remis et le déposera à la sortie.

Il est expressément recommandé à tout entrepreneur d'avoir parmi ses ouvriers un certain nombre d'hommes récemment vaccinés. A cet effet, tout ouvrier envoyé dans l'établissement devra être porteur d'un certificat de vaccination, que le directeur visera lors de sa première entrée, dont la production devra être constamment exigée, soit par la concierge, soit par les agents administratifs de l'établissement, avant de laisser entrer les ouvriers.

Le personnel médical et le personnel administratif porteront une longue blouse ouverte et boutonnée;

Les surveillantes et infirmières, un long peignoir fermé;

Les serviteurs et les ouvriers, une cotte et une blouse en toile;

Les hommes porteront la barbe et les cheveux courts.

Un vestiaire est établi dans le pavillon de l'Administration à l'usage du personnel administratif, du médecin, des élèves du service et des surveillantes qui y prendront le costume avant de pénétrer dans le service des malades. Les ouvriers revêtiront la leur dans la loge du concierge.

Un autre vestiaire, placé à l'entrée du pavillon des douteux, est destiné à permettre aux mêmes personnes de changer commodément le costume pris au pavillon d'Administration contre un autre. Des lavabos sont disposés dans chacun de ces vestiaires et dans la pièce où les ouvriers prendront le vêtement de l'hôpital, ainsi qu'à l'entrée de chacun des pavillons; ces lavabos sont garnis de cuvettes, seaux hygiéniques, brocs, savons et d'une fontaine constamment alimentée, d'une solution antiseptique (eau 1 litre; glycérine 75 gr.; acide phénique 50 gr.)

L'ablution avec cette solution et le lavage au savon sont prescrits en sortant des services des varioleux et pour le service des douteux à l'entrée et à la sortie.

Nulle personne ne peut demeurer dans l'hôpital à moins d'y remplir des fonctions; il est expressément interdit aux internes de recevoir de visites, même de collègues; si ce n'est à la salle à manger commune.

Toute personne logée dans l'établissement devra, à moins d'ordonnance contraire des médecins, prendre chaque semaine un grand bain.

Nettoyage des salles. — Les salles devront être nettoyées, quatre fois chaque jour, avec un balai recouvert d'un linge trempé dans une solution de sublimé à 1 pour 1000 bien essoré.

Une fois par semaine, ou plus souvent s'il en est besoin, les cloisons et parois en bois et le mobilier seront lavés à la brosse avec la même solution.

Le même lavage à la brosse aura lieu dans les chambres du pavillon des douteux et dans les chambres de l'isolement, chaque fois qu'un malade les quittera.

. Les linges destinés au nettoyage des ustensiles seront de même trempés dans la solution de sublimé; l'époussetage des objets et le nettoyage au torchon sec sont interdits sous peine de renvoi immédiat.

Il est prescrit au personnel chargé de l'emploi

de cette solution de se laver soigneusement les mains après en avoir fait usage et de les passer ensuite au glycérolé d'amidon.

Nettoyage de la literie. — Toutes les fois que des matelas ou des couvertures auront été souillés par des déjections, ils seront passés à l'étuve avant d'être renvoyés à l'atelier.

Les matelas du service des douteux et de l'isolement devront être cardés et refaits à neuf à chaque changement de malades.

Les draps et le linge seront trempés dans la solution de sublimé avant d'être envoyés à la buanderie.

Service des vivres. — Les vivres seront servis aux malades dans leur salle : après chaque repas, les ustensiles seront lavés à l'eau bouillante avant d'être reportés à la cuisine pour la distribution suivante.

La même précaution sera prise pour les couverts.

Service de garde. — L'élève de garde prendra le repas du soir dans la salle de garde; il devra de même indiquer sur le tableau où il faudra aller le chercher en cas de besoin.

Visites. — *Correspondances.* — *Nouvelles.* — La correspondance des malades sera recueillie deux fois par jour et portée à la soufrière avant d'être mise à la poste.

Les visites sont absolument interdites; un téléphone placé dans le pavillon de l'Administration et communiquant avec les pavillons de malades, permettra aux parents et amis de s'entretenir avec eux.

, Chaque jour, à la visite, la surveillante, sur les indications du chef de service, prendra une note sommaire de l'état de chaque malade. Ce cahier de nouvelles sera envoyé au bureau des entrées en même temps que le cahier des visites. Une copie nominative en sera envoyée chaque jour à la division des hôpitaux.

Service des morts. — Aussitôt après l'expiration des deux heures réglementaires, le cadavre sera enveloppé dans une serpillière et envoyé à l'amphithéâtre. Vingt-quatre heures après le décès, le cadavre, reconnu ou non, sera mis en bière toujours enveloppé dans sa serpillière; la sciure de bois qui garnit les cercueils ordinaires sera remplacée par de la poussière de tourbe.

Service de la porte. — L'interdiction des visites et la sévérité du règlement en ce qui concerne le personnel logé rendent le service de la porte particulièrement délicat; la plus grande complaisance est donc prescrite au concierge à l'égard du public. Il devra renseigner toute personne qui se présentera à l'hôpital et lui donner toutes les indications utiles à l'objet de sa démarche.

S'il ne peut fournir le renseignement demandé, il indiquera au visiteur le cabinet du directeur, qu'il préviendra par une sonnerie; mais il ne laissera pénétrer personne dans les services de l'hôpital sans une autorisation expresse et signée du directeur général, du secrétaire général, du chef de division des hôpitaux ou du directeur de l'établissement.

Il est particulièrement chargé de s'assurer par la présentation des bons réglementaires :

1° Qu'aucune voiture ou brancard ne quitte l'établissement sans avoir été désinfecté;

2° Qu'aucun ouvrier n'y pénètre sans l'autorisation du directeur constatant qu'il a été vraiment vacciné.

L'hôpital d'Aubervilliers a marqué un réel progrès dans le traitement de la variole, et cependant il ne remplit encore qu'incomplètement les conditions requises pour l'installation d'un service idéal. Ce qu'on doit surtout lui reprocher, c'est sa clôture illusoire, qui ne supprime pas absolument les communications avec l'extérieur; la pauvre palissade en bois ne ressemble guère aux murailles en maçonnerie, hautes de trois mètres, que réclame avec insistance M. J. Rendu.

Le service des bains est trop restreint : une ou deux baignoires sont insuffisantes pour quarante personnes; enfin l'hôpital manque de chambres particulières où, moyennant rétribution, pourraient être soignées les personnes aisées.

Cependant, malgré sa clôture incomplète, malgré une foule de petits détails d'installation qui laissent à désirer, l'hôpital temporaire d'Aubervilliers a rendu les plus grands services aux Parisiens; depuis son inauguration, sa clientèle de malades a diminué au point que, depuis le 1er janvier 1893, l'Assistance publique y a créé des services nouveaux pour d'autres affections contagieuses. Tout ce que nous pourrions écrire à ce sujet serait loin d'avoir l'éloquence des chiffres : aussi, allons-nous mettre sous les yeux du lecteur les documents statistiques que nous a gracieusement fournis M. le secrétaire général de l'Assistance publique. Avec ces documents a été dressé le tableau ci-joint, où se trouve indiqué le nombre des varioleux soignés, guéris ou décédés à Aubervilliers de 1887 à 1891.

Années.	Nombre des malades.	Décès.
1887 (à partir du 21 mai)	949	127
1888 — —	1079	152
1889 — —	706	63
1890 — —	365	37
1891 — —	242	26

Ce tableau indique une décroissance sensible dans les varioles à Paris.

La statistique de 1892 n'est pas encore faite, mais dans les derniers jours de l'année, l'hôpital ne renfermait pas plus de 10 à 15 malades en cours de traitement; le 8 octobre 1892, il y avait en tout 35 varioleux, alors qu'en 1887 nous avons vu les 160 lits de l'hôpital occupés[1].

Isolement en ville. — L'isolement hospitalier,

1. Depuis que nous avons écrit ces lignes pour la première fois, Paris a vu de nouveau se déclarer, dans son enceinte, une épidémie sérieuse de variole. Actuellement les malades sont beaucoup moins nombreux, le fléau est en décroissance, et l'isolement à l'hôpital d'Aubervilliers n'a pas peu contribuer à enrayer les progrès de l'infection.

tel qu'il était pratiqué à l'hôpital d'Aubervilliers avant le 1er janvier 1893, constitue certainement un de nos meilleurs moyens de défense contre les épidémies varioliques; cependant il n'est pas toujours et partout applicable. Dans les grands centres, l'hôpital spécial est une mesure de nécessité, mais on ne peut pas exiger des campagnes et des petites villes qu'elles aient un service de séquestration, alors qu'elles ne sont visitées par la variole qu'à de longs intervalles; d'un autre côté, il est bien difficile de contraindre certaines personnes à accepter l'hospitalisation dans les salles communes : force nous est donc d'exposer les règles de l'isolement en ville.

Il est d'ailleurs, en Europe, un certain nombre de puissances qui, par des lois spéciales, régissent cette nécessité de préservation sociale. En Grèce, par exemple, à Athènes la prophylaxie de la variole est réglée par des ordonnances qui paraissent presque draconiennes. Toute maison, habitée par un varioleux doit être munie d'un écriteau portant les mots suivants : Ενταῦθα υπαρχει ευλογία — Ici il y a la variole; pour un cas isolé, un sergent de ville, placé à la porte de l'habitation, veille nuit et jour à ce que la séquestration soit complète; les précautions ne sont supprimées d'une manière définitive que dix jours après l'achèvement de la desquamation. Ces règlements de police sanitaire, malgré leur apparence de rigueur, sont justes et n'ont rien d'exagéré en présence d'un pareil fléau.

Trois clauses nous paraissent essentielles pour rendre possible l'isolement des malades chez eux :

1º La variole doit être déclarée;

2° La séquestration du malade doit être faite et bien faite ;

3° Le malade ne doit sortir de chez lui qu'après une désinfection absolue des objets dont il a fait usage et même de son appartement.

Rendre obligatoire la déclaration de la variole est certainement le desideratum à la fois le plus important et le plus délicat à réaliser; un malade qui se soumettrait volontiers aux autres mesures prophylactiques, regardera cette contrainte comme une attaque directe portée à sa liberté individuelle. Soyons bien persuadés cependant qu'en France tout ira de soi quand on aura obtenu cette première clause[1].

La séquestration sera plus facile à faire accepter; on l'obtient déjà sans règlement de police, tant est grande la frayeur inspirée par les maladies contagieuses; en tout cas, elle doit être aussi rigoureuse que celle d'Aubervilliers. Le malade aura toujours près de lui pour le soigner les mêmes personnes, qui s'astreindront aux soins hygiéniques et antiseptiques, observés dans les services hospitaliers. Cette séquestration ne sera levée que plusieurs jours après la desquamation complète; enfin, les vêtements, l'appartement, la literie, les objets qui de près ou de loin ont servi au malade, tout devra être rigoureusement désinfecté avant d'être remis aux personnes qui ne l'ont pas approché.

____

1. Depuis que cet ouvrage a été écrit, la déclaration des maladies contagieuses a été exigée des médecins, et réglementée par la loi de 1893, concernant l'exercice de la médecine.

Ce sera chose d'autant plus facile à obtenir que la désinfection entre peu à peu dans nos mœurs; l'établissement des étuves municipales met aujourd'hui à la portée de tout le monde la purification du linge, des vêtements; enfin l'usage des vapeurs de soufre de certaines machines à désinfection, construites par MM. Genneste et Herscher, permettent d'assainir et de désinfecter sûrement les chambres des malades.

TABLE DES MATIÈRES

—

28141. — Imprimerie Lahure, 9, rue de Fleurus, à Paris.

Bulletin

DES

Annonces.

VARIOLE

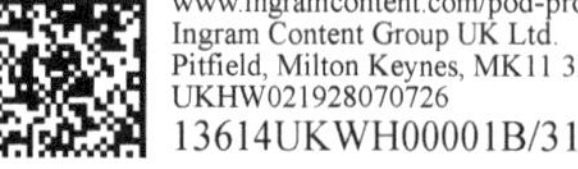
www.ingramcontent.com/pod-product-compliance
Ingram Content Group UK Ltd.
Pitfield, Milton Keynes, MK11 3LW, UK
UKHW021928070726
13614UKWH00001B/318